死ぬまで自分の脚で歩くために

股関節を鍛えなさい

酒井慎太郎
さかいクリニックグループ代表

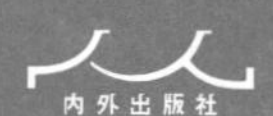

はじめに

「長く歩いたときに引っ掛かりがある」「最近、立ち上がるときに痛い」など、本書を手に取ってくださったみなさんは、股関節になんらかの不安を感じていらっしゃるはずです。

私が当院を開院した当初は、腰やひざの施術がメインでした。しかし、徐々に腰痛の患者さんは股関節のトラブルを抱えていることが多いことがわかってきたのです。多くの患者さんを診る中で、股関節は全身の関節を健やかに保つ大きな鍵であると確信しました。

本書で取り上げる、股関節のトラブルや変形性股関節症。手術でしか治せない病気と思っている方がいるかもしれませんが、そんなことはありません。早期に適切なケアをすれば、多くは治すことできるのです。

では、どうやって？　それをまとめたのが本書です。私が考案した「関節包内矯正」をベースにしたセルフケアで、股関節の機能は回復します。

股関節のトラブルは腰、肩、首のトラブルよりも重大です。なぜなら、股関節の状態が悪化すると、杖をついたり、足を引きずったりするなど、見た目にも痛々しい状態に。これが原因で家に引きこもってしまうなど、心の問題にも影響を与えることがあるのです。

変形性股関節症の患者さんの約9割は女性。骨格的に日本人の女性は股関節痛になりやすいことがわかっています。女性であるということだけで変形性股関節症のリスクを背負っていると思っていいでしょう。

股関節は10年、20年という時間をかけて少しずつ悪くなっていきます。セルフケアの実践や生活習慣を見直して、股関節を守る生活をさっそくはじめていきましょう。

さかいクリニックグループ代表　酒井慎太郎

のリスクを知ろう

判定結果は?

前股関節症 セルフケアで違和感をなくす

痛みよりは引っ掛かりやだるさなどの違和感がある。セルフケアが重要。痛みのリスクを最小限に抑えよう！

初期 一刻も早く適切なケアを実践する

股関節の動きが悪くなるのを感じ、整形外科を受診する人が増える。適切なケアで股関節の違和感や痛みは治るので放置しないことが重要。

進行期 継続的なケアで回復を

痛みもかなり強くなり、脚の上げ下げにも影響が出て生活動作が満足にできなくなる。継続的なケアで痛みの軽減や動作の改善を！

末期 ケアの役目は一時的な痛みをとるだけに

軟骨の変形が進み常に強い痛みが生じ、治療は手術が前提に！こうなる前にしっかりケアをすべき。

あなたの股関節が危ない！

変形性股関節症

あなたの可動域は？

このポーズをとってみよう！

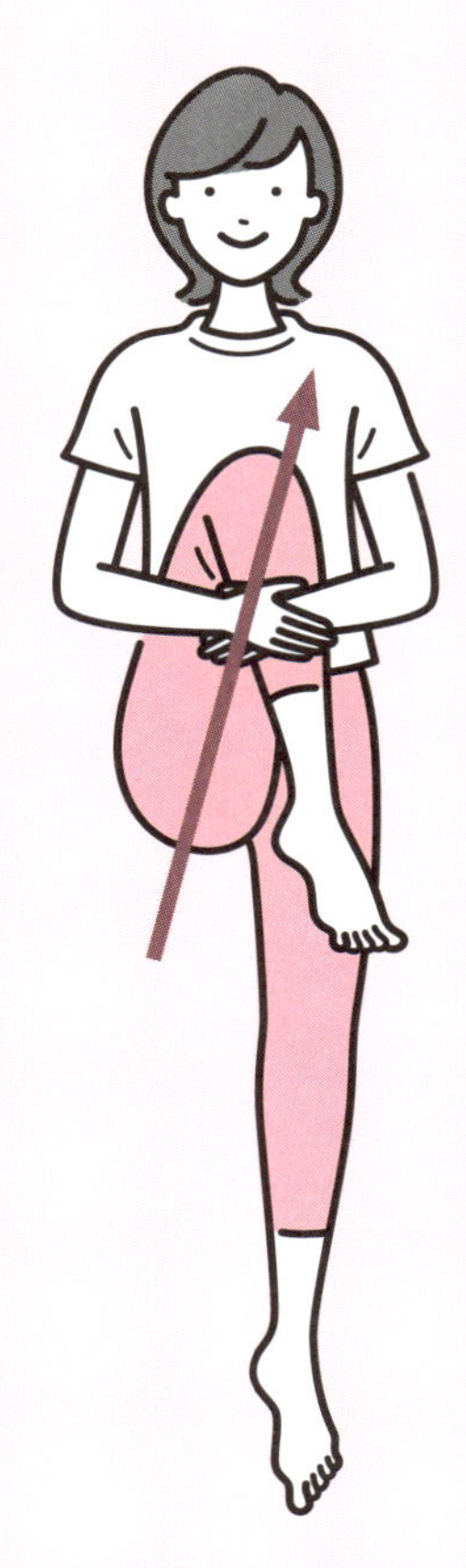

仰向けになり、ひざ下を両手で抱え、手に力を入れて脚を反対側の胸に近づけます。痛い場合は脚を上げるだけでOK。

脚を胸に近づけても痛みはない。でも、歩行後にだるさや違和感がある。

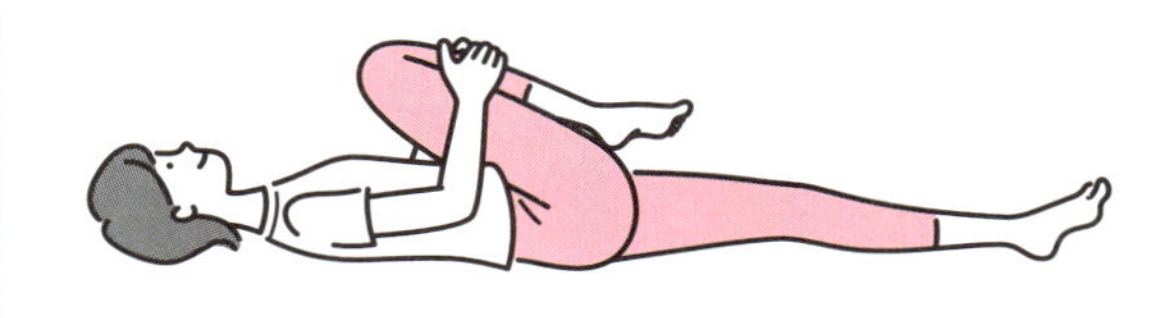

脚を胸に近づけられるが、痛みが出たり、ひざの近づき具合に左右差がある。

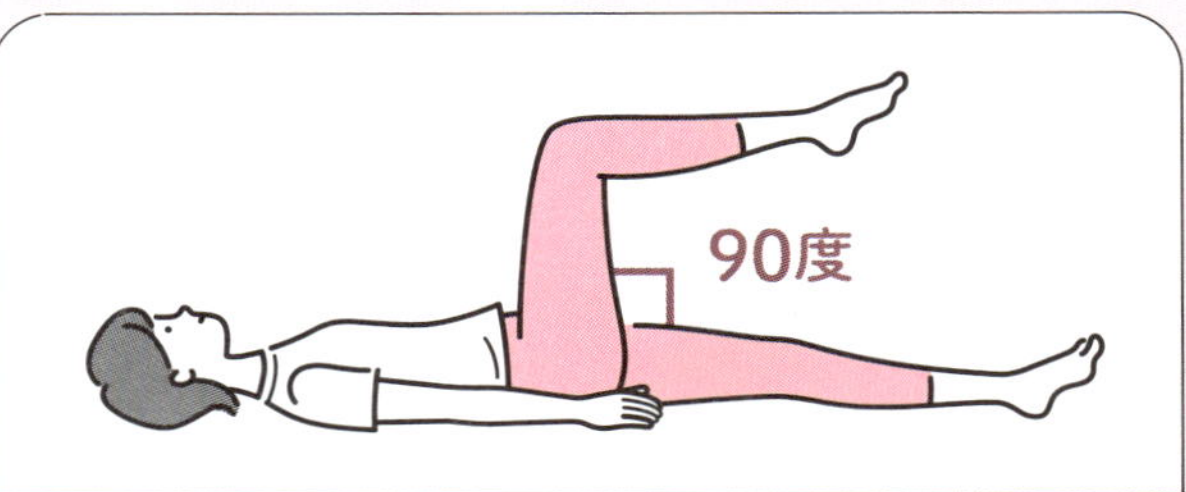

股関節に痛みがある側のひざが90度くらいしか上げられない。

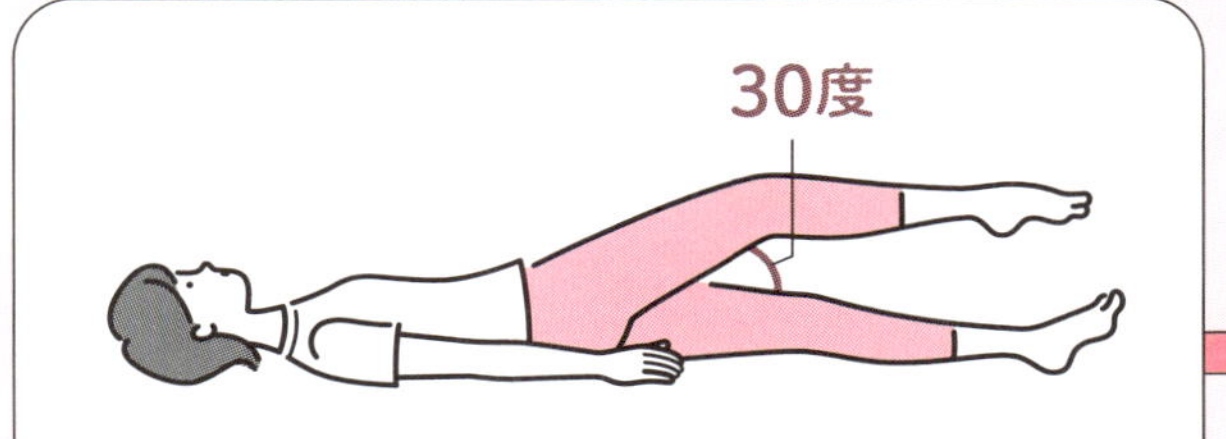

股関節に痛みがある側のひざが30 ～ 60度くらいしか上げられない。

Contents

体操

Part 5

治療法からケアまで 股関節Q&A

治療法について

その他

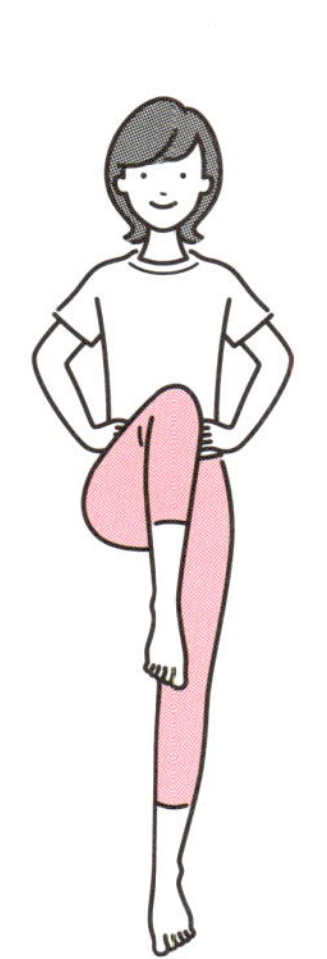

Part

1

股関節の
違和感・痛みが
「変形性股関節症」
のはじまり

股関節は寝たきり予防の大きな鍵

人生100年時代の今、自分のやりたいこと、好きなことをして楽しい毎日を送るためには、自分の足で歩けるということが不可欠です。

歩くときに一番負荷がかかるところ、それが股関節です。お尻の奥にあり、体の中では一番大きい関節。股関節がしっかり自分の体重を支えてくれるおかげでスムーズな歩行につながるのです。

上半身と下半身をつなぐ関節で、股関節の動きが悪くなれば、そのかわりに他の関節がその役目を果たそうとするため負担がかかり、あちこちの関節に支障が出てきます。骨盤にある仙腸関節も大切な関節で、股関節とも深く連係しています。これについても後述します。

老化は足からといわれるように、加齢に伴い、**歩くスピードが遅くなった、歩幅が狭くなった、つまずくようになった、転ぶようになった**など、歩行の変化を感じるようになります。こうなると歩くことが億劫になって外出しなくなり、部屋の中でもだんだん動かなくなります。すると股関節そのものの動きも悪くなり、使われない股関節はだんだん動かなくなってしまうのです。

下のグラフでもわかるように、介護や支援が必要となる原因のトップが、骨折や転倒、関節疾患です。これがロコモティブシンドローム、通称「ロコモ」です。**「ロコモ」とは骨・関節・筋肉などの機能が低下し、立ったり、歩いたりする能力が低下した状態です。**

ロコモ度テストで移動機能の低下がはじまっている人（ロコモ度1以上の人）とされるのは、推定で4590万人。ロコモの状態を放置すれば、足の筋力が落ちてどんどん弱くなり、**転倒→骨折、そして最後には寝たきり**ということになります。だからこそ本書で取り上げる変形性股関節症をケアし、健やかな股関節を保つことが求められるのです。

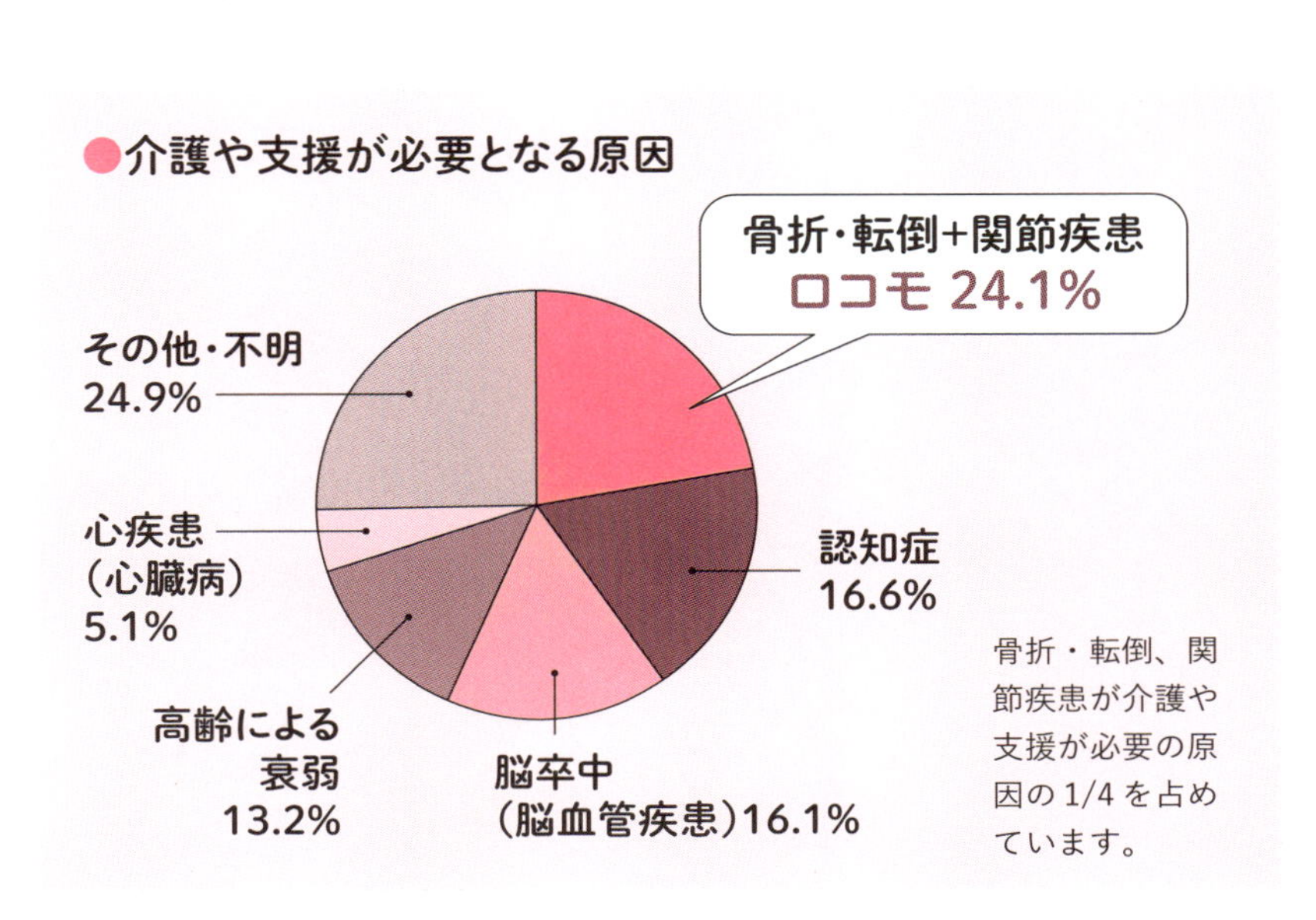

出典：2022年厚労省国民生活基礎調査

股関節はお尻の奥にある関節

それでは、股関節とはどのような関節なのか、具体的にみていきます。

股関節はどこにありますか？　とみなさんにお聞きすると、脚の付け根あたりに触れたり、お尻の横や後ろを触ったり……正しい位置がわかりにくいですよね。股関節は英語で「ヒップ・ジョイント」と呼ばれます。**お尻の深いところにあり、骨盤と大腿骨とをつないでいる関節です。**股関節を意識するときは、足の付け根のそけい部から、お尻の後ろ側にある胴体と脚がつながっているところをイメージしましょう。

股関節を両手で触りながら、その場で立ったり、座ったりしてみてください。股関節が動いているのがわかるはずです。歩くときや走るときも触ってみるとよくわかります。

股関節がこうしたさまざまな動きができるのは、球関節だからです。このつくりの関節は動きの自由度が高く、股関節のほかに肩関節や肘の関節があります。

股関節まわりは靭帯や筋肉が覆っており、脚を前後左右へ広げたり、内側や外側に回したりするなど、さまざまな動きをすることができる仕組みになっています。

股関節はどこにある?

股関節は球関節

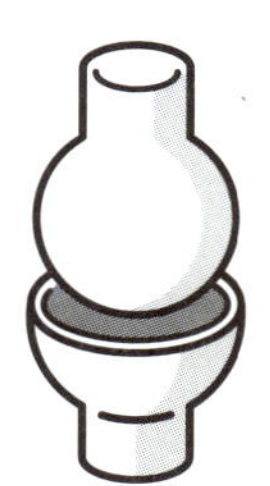

球状とお椀型の骨が組み合わさり、回転してさまざまな動きができる関節です。

骨盤と大腿骨の関節

骨盤のくぼみが臼蓋です。骨盤が深くくぼみ、そこに太腿の骨の先端にある丸い部分（大腿骨頭）がはまり込み安定します。

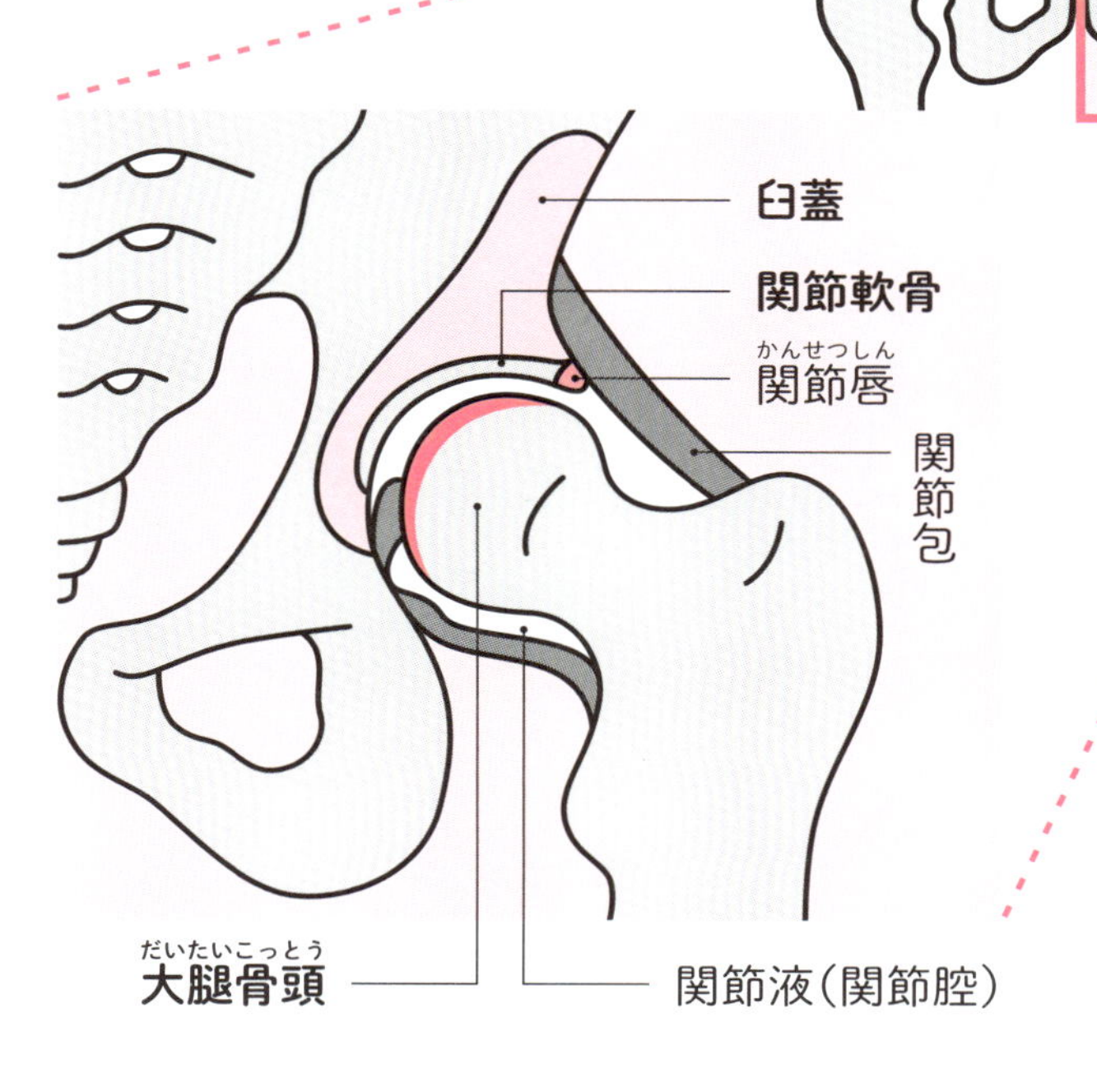

大腿骨頭と臼蓋の表面は弾力性のある軟骨で覆われています。軟骨が衝撃を吸収し、関節が動くときの摩擦を減らして、滑らかな動きをサポートします。

軟骨がすり減る変形性股関節症

股関節の代表的な病気が変形性股関節症です。股関節の軟骨がすり減っていき、骨同士がぶつかることで炎症が起こって痛みを生じ、さまざまな異常につながります。この病気はよくなったり、悪くなったりを繰り返しながら長い時間をかけて進行していきます。

変形性股関節症は「歩きはじめに引っ掛かりを感じる」「ピリピリしたりだるさを感じる」などの違和感からはじまります。そうしているうちに「立ったり座ったりするときに痛む」といった症状が現れます。

特に痛みが出やすいのは、そけい部とお尻の後ろ側です。そけい部だけに痛みが現れる人、お尻の後ろ側だけに痛みが現れる人、その両方に痛みが現れる人もいます。多くは片側に痛みが出ます。

股関節の痛みは移動するのが特徴です。そけい部が痛いなあと思っていたら、しばらくするとその痛みが消え、今度は後ろ側が痛む、といった具合です。ほぼ同じところに痛みが生じる、腰や肩などとは痛みの出方が違います。

股関節の異常とは

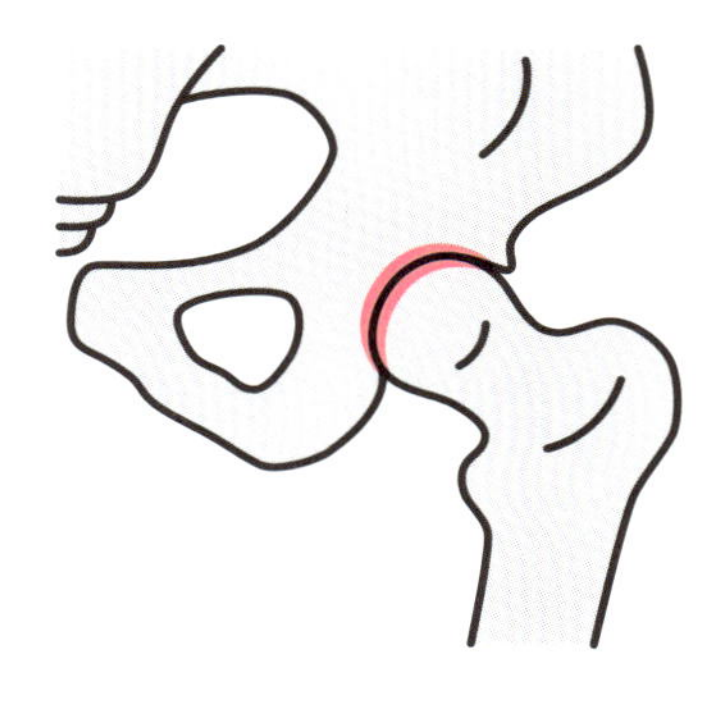

1. 痛みや違和感
2. 脚の長さが違う
3. 足を引きずる歩き方
4. 動きが制限される

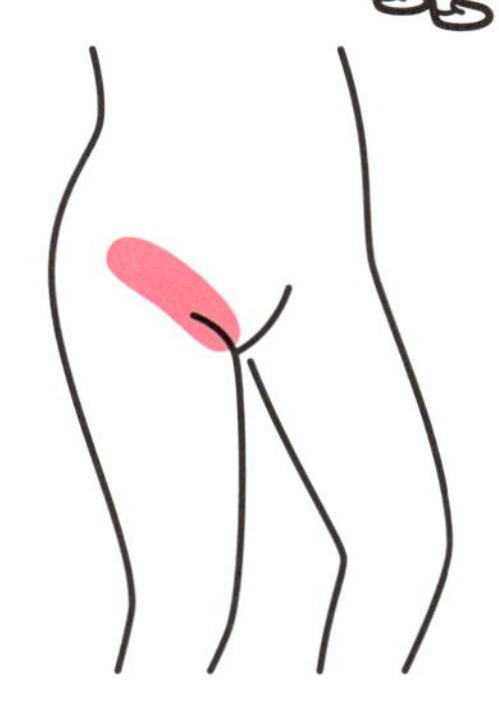

痛みが現れやすい3大ポイント

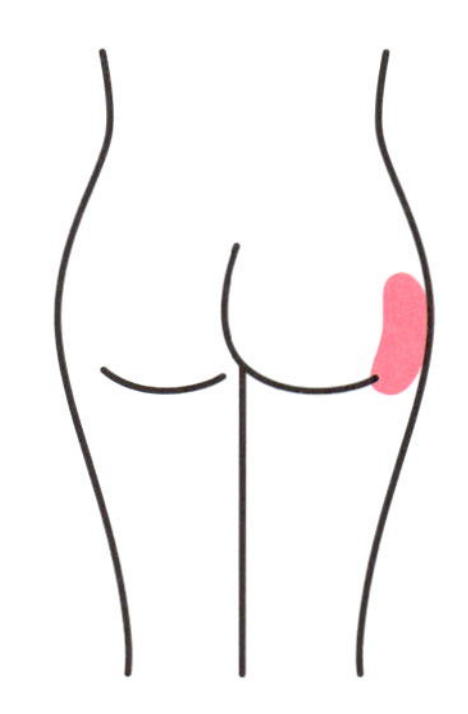

お尻の横（中臀筋）

ある程度股関節の症状が進んでから、痛みやコリが出やすい部分。

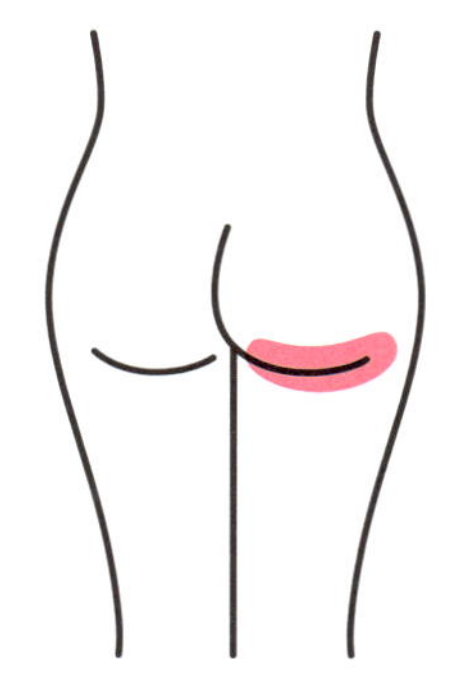

お尻のほっぺの下

お尻の後ろ側の凹んでいる部分が痛む。ここも違和感や痛みが出やすいところ。

そけい部（Vライン）

痛みを感じるのは股関節の前側。違和感や痛みが出やすいところです。

患者の約9割は女性で40代から急増

長い時間をかけて進行する変形性股関節症。その主な原因は、加齢、ケガ、先天性の股関節の病気です。しかしそれだけではなく、日常動作や生活習慣も深く関係しています。なぜなら悪い姿勢や動作によって股関節への負荷が大きければそれだけ軟骨のすり減りが進み、変形性股関節症を進行させてしまうからです。

現在、**変形性股関節症の患者数は400万〜500万人**と推計されています。なんと日本では、**股関節痛の約9割が女性で、40代から増加します。**女性であることが変形性股関節症の大きなリスク要因とは驚きです。本書をお読みの女性読者の方は肝に銘じてくださいね。

女性患者が多いのは実は遺伝的なことが関係しています。大きな理由は、女性は生まれつき骨盤のくぼみが浅い「臼蓋形成不全（きゅうがいけいせいふぜん）」（P24参照）という病気を持っている人が多いからです。

また、女性ならではの骨格の特徴もからんでいます。**女性の場合、股関節のはまり方がゆ**

変形性股関節症の原因は?

❶加齢
❷先天性の病気
❸外傷

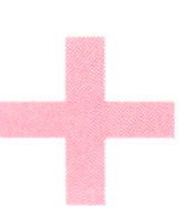

悪い生活習慣
悪い日常動作

るく、もともと可動域が広く動きやすいのが負荷となるから。さらに、**男性より骨盤が広く、上半身の荷重が股関節にかかりやすい**ことも要因です。

関節にはトラブルが発症しやすい時期があります。ひざは30代、腰は40代から不調を訴える人が増えますが、股関節の場合、年齢層がとても幅広いのです。股関節痛は20代、30代の若い世代の女性にも発症するケースも少なくありません。

股関節に負担がかかる仕事に就いている方は、変形性股関節症を発症する可能性が高いといえます。

たとえば、バレエダンサーやサッカー選手など、股関節を大きく広げるようなスポーツをしている人、長時間の立ち仕事や、重い物を持ち上げる仕事をしている人、足腰に激しい負担がかかる仕事をしている人は、性別問わず気をつけていただきたいですね。

股関節のSOSを見逃さないように

変形性股関節症はどのように症状が進行していくのでしょうか。

最初に押さえておきたいのは、急激に悪化することはなく、長い時間をかけて確実に進行していく病気だということです。変形性股関節症は、①前股関節症、②初期、③進行期、④末期という4つの経過をたどって進行します（詳細はP20を参照）。

前股関節症といわれる段階では**「歩くときに引っ掛かる感じがする」「長い時間歩いた後にだるさが残る」**といった違和感を覚えることが多いようです。ただこれらの症状はしだいに消えるので、多くの場合、ただの疲れ、気のせい、たいしたことではないと軽く考えて見逃してしまいがち。知らないうちに症状が②の初期へと移行します。

前股関節症の段階でこうした自覚症状に気づき、適切なケアをすることが進行を止める鍵。動作のはじめにこれまでになかった違和感を覚えたら、股関節に何か起きていると思ってください。大きなリスクの前の小さな違和感を見逃さないことが、変形性股関節症を予防するファーストステップです。

こんな違和感や痛みには気をつけて

あぐらが
できない

歩くときに引っ掛かる
ような感じがする

時々、股関節が
ズキッとしたり、ピリピリ
したりする

正座をしようと
すると痛い

長く歩いた後や
運動した翌日に痛む

歩きはじめや
立ち上がろうとしたときに
違和感を覚える

**違和感や痛みがあっても、
しばらく休めば不具合は回復するので
単なる疲れだと勘違いして放置しがち……**

変形性股関節症はこうして進行する!

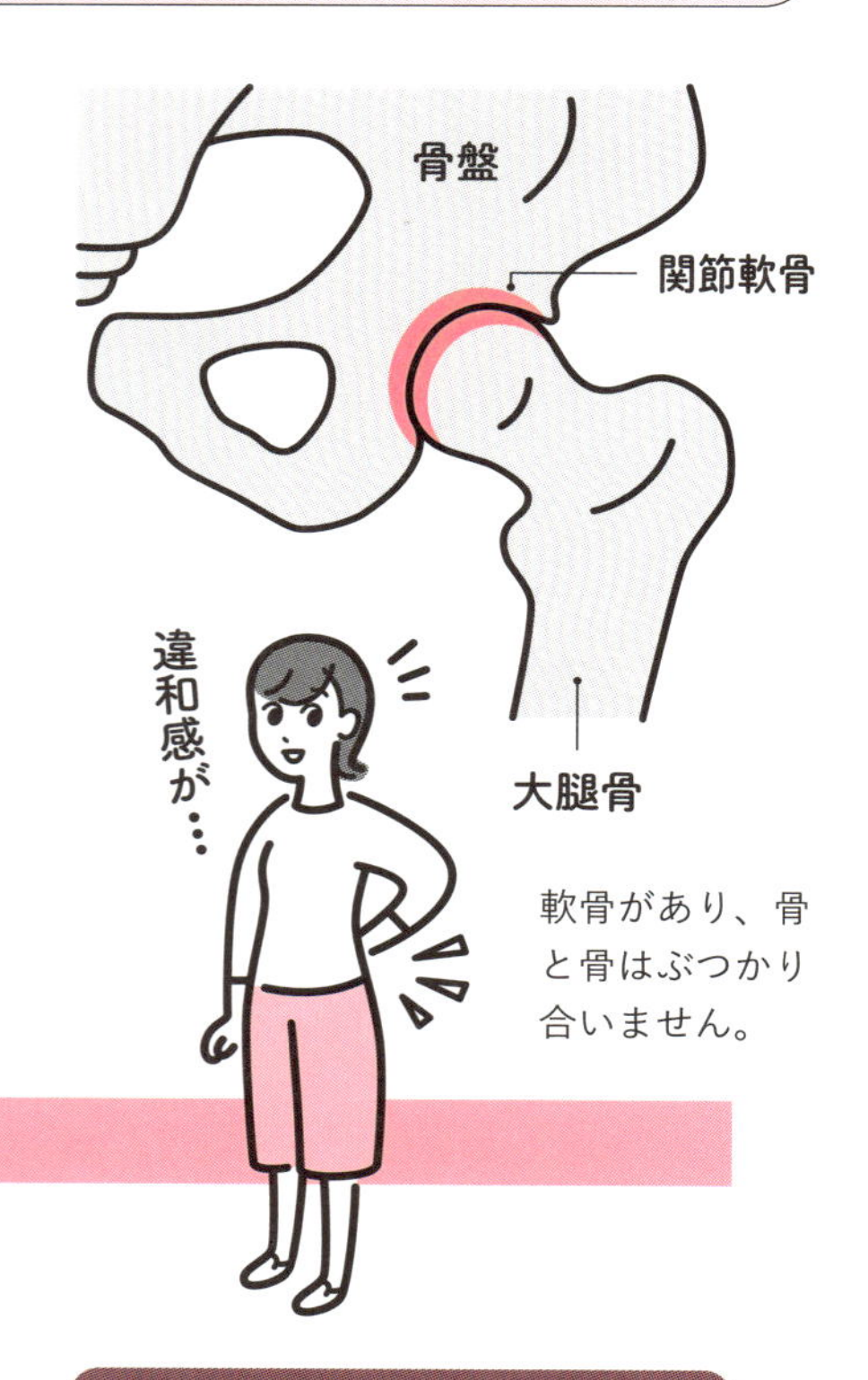

軟骨があり、骨と骨はぶつかり合いません。

1 前股関節症

股関節の違和感のみで、痛みが出ることはほとんどありません。関節軟骨はまだ十分に残っており、可動域にも異常がみられません。病院での画像検査でも、異常は見つからないことが多いです。

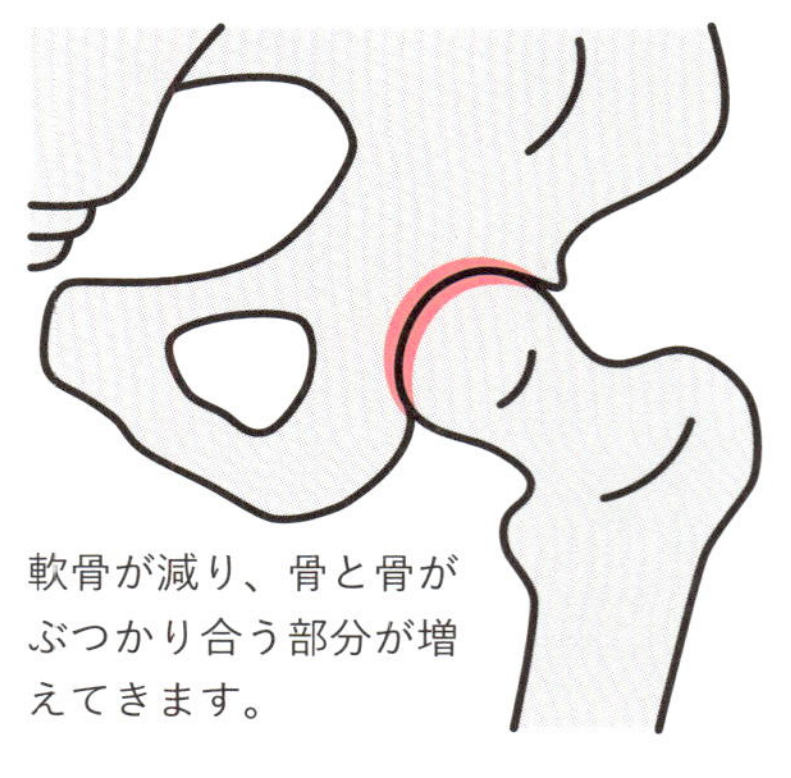

軟骨が減り、骨と骨がぶつかり合う部分が増えてきます。

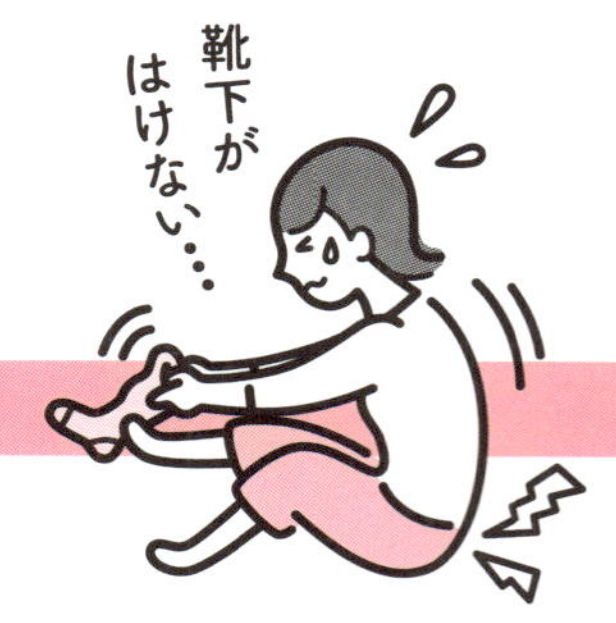

2 初期

股関節の動きが悪くなり、可動域が狭くなり、痛みの出るパターンはさまざま。多くの人がこの段階で整形外科を受診。骨がぶつかり合う部分に骨硬化が見られ、画像で白く写るようになります。

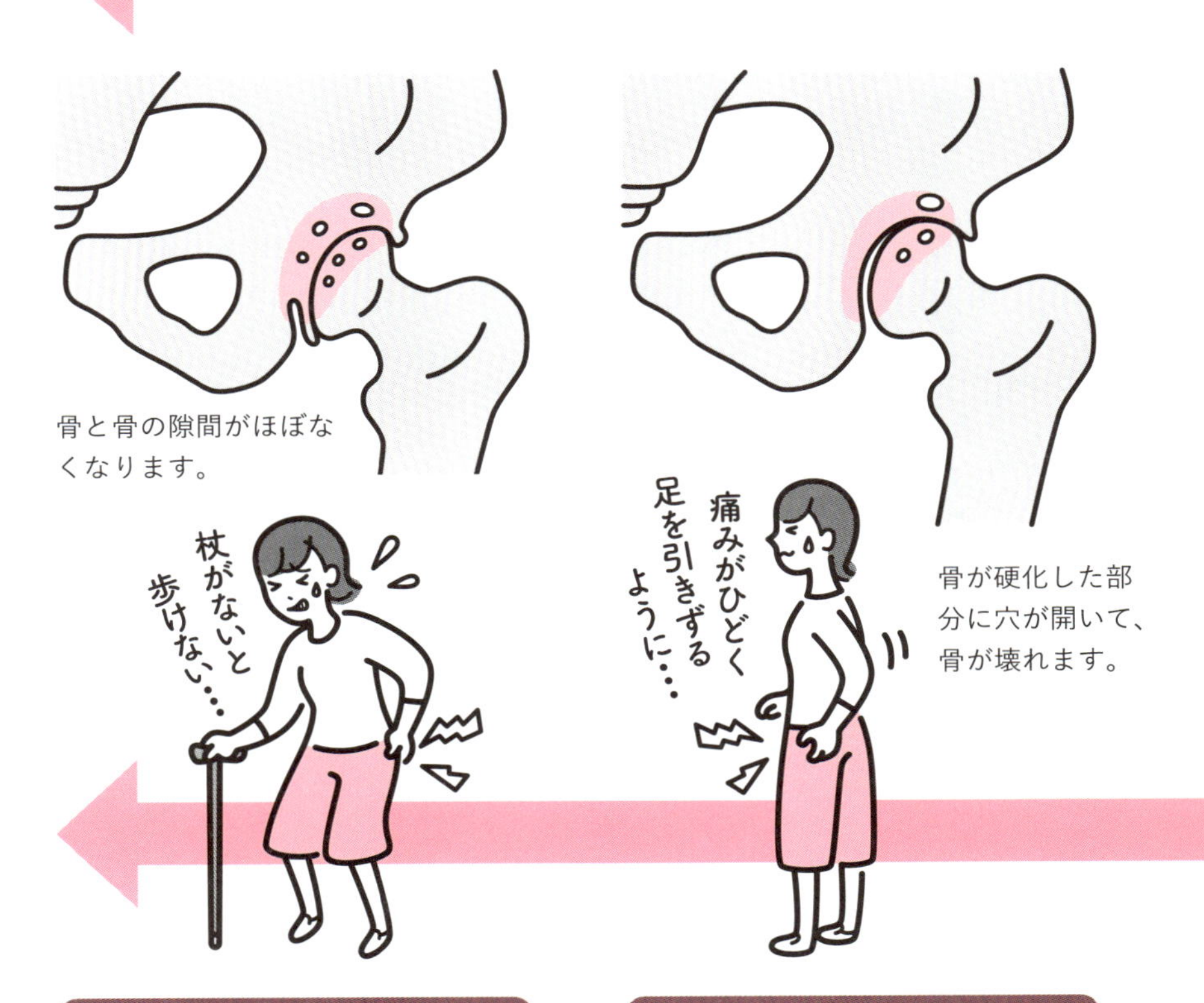

3 進行期

骨と骨の隙間がぐっと狭くなり、股関節に常時痛みを感じるようになります。痛みがひどく脚をしっかり上げられなくなり、足を引きずるなど日常の生活にも支障が！左右の脚の長さも違ってきます。

4 末期

症状は悪化し、常に強い痛みに悩まされるように。立ったり、座ったりの動作もつらくなります。骨の変形が進んでしまっているので、苦痛を取り除くために手術を選択することが多くなります。

歩き方がおかしいと言われたら要注意

変形性股関節症になると、股関節の痛み、可動域の制限、筋力低下が伴うので、歩行という日常動作にも影響が及びます。自分では普通に歩いているように感じても「いつもと歩き方が違うね」「足、痛いの？」と周囲から言われることもあります。

股関節が痛くなると思うように脚が上がりません。歩行は片脚で自分の体重を支えながらの動作なので、歩き方が不自然になります。もちろん歩行に支障が出れば、杖が必要になることもあります。

変形性股関節症に特徴的にみられる歩き方は、**「トレンデレンブルグ歩行」**と**「デュシェンヌ歩行」**です。簡単に言うと、**歩行時に、骨盤が左右交互に傾きながら進む歩き方**です。トレンデレンブルグ歩行とデュシェンヌ歩行が同時に生じる場合もあります。

変形性股関節症になると、バランスをとる中臀筋（ちゅうでんきん）というお尻の筋肉が衰えます。どちらの歩行も正常歩行に近づけるには、骨盤を水平に保つための中臀筋を鍛えることが大切です。

こんな歩き方は要注意！

正常

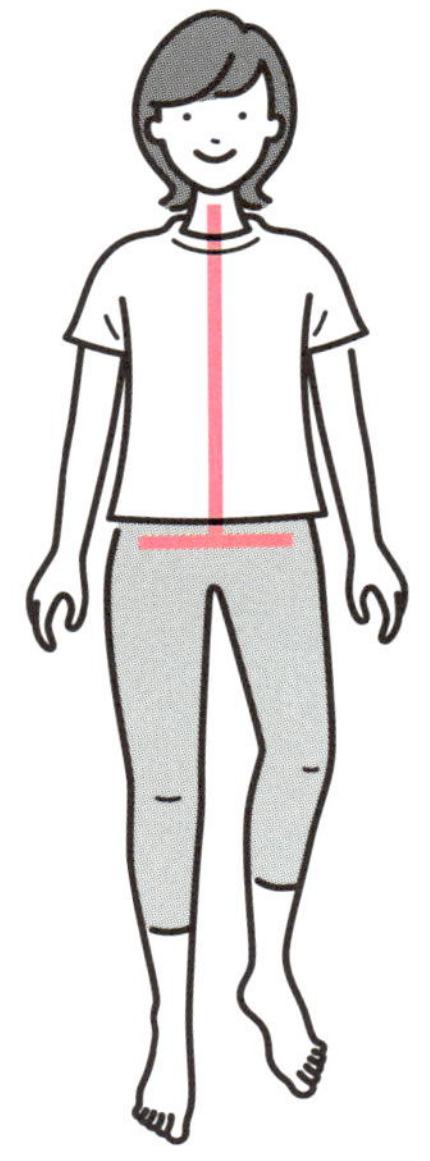

歩行時、体幹はまっすぐ、骨盤は水平に保たれ、左右の高さは同じです。お尻の中臀筋がしっかり働いているということ。これがバランスのとれた歩き方です。

トレンデレンブルグ歩行

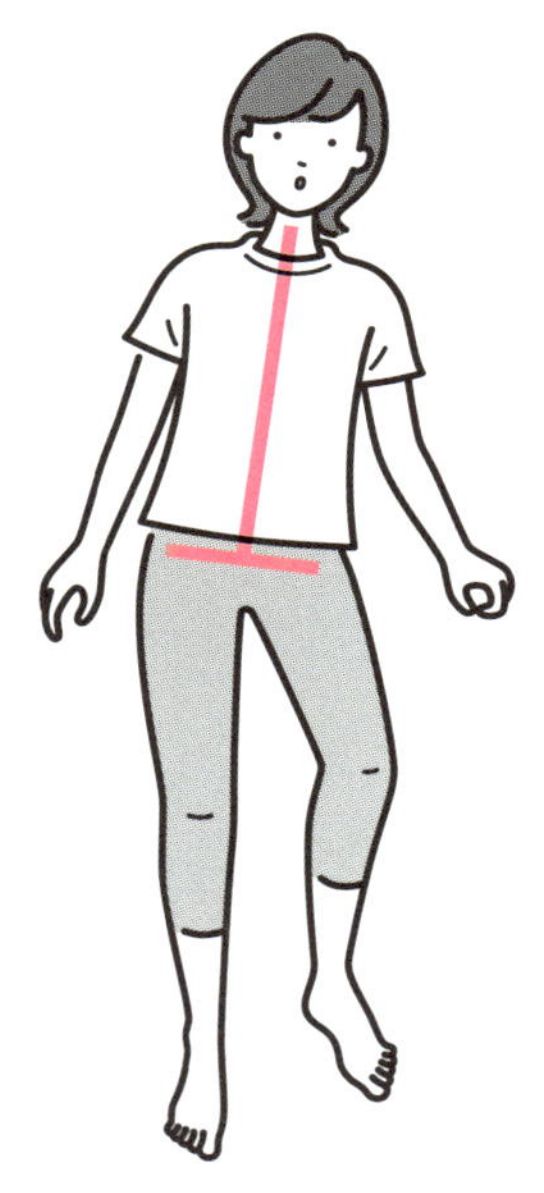

脚を振り出したときに、痛みのない側の骨盤が下がります。たとえば、右の股関節が痛いとき、右足を振り出して地面についたときに、左側の骨盤が下がります。

デュシェンヌ歩行

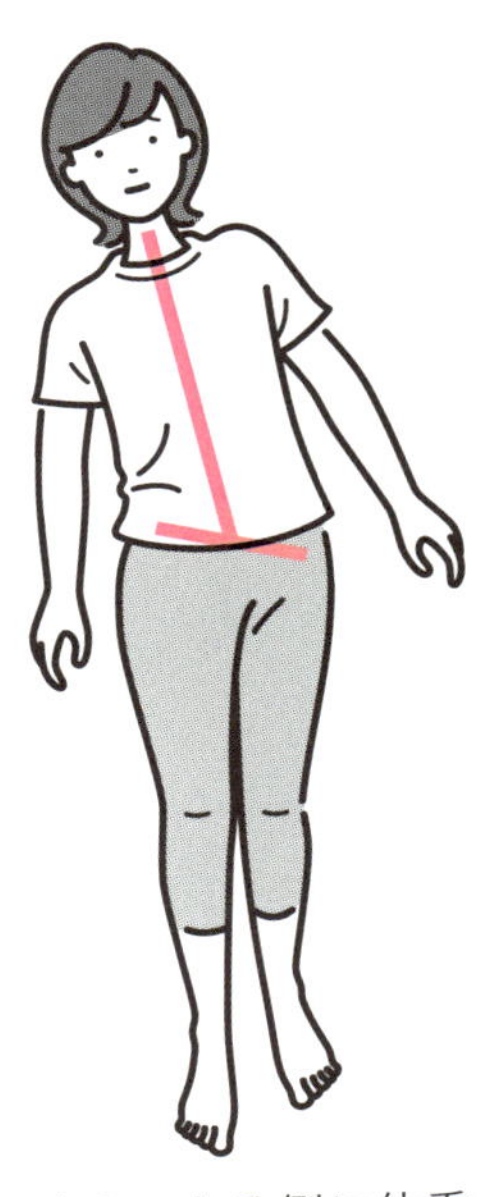

痛みのある側に体重をかけながら歩きます。たとえば、右の股関節が痛いとき、右足を振り出して地面についたときに、右側に体重をかけるように歩きます。

股関節まわりの病気を知る

変形性股関節症の原因には先天性の病気があります。それは生まれつき股関節が外れやすい「**発育性股関節形成不全**（**先天性股関節脱臼**）」と股関節のくぼみが浅い「**臼蓋形成不全**」です。

発育性股関節形成不全は、母体内で逆子だったり、出産時に産道で圧迫されて股関節を脱臼して起こります。また出生後、股やひざを無理に伸ばされても脱臼します。乳児のときに発育性股関節形成不全を経験した人は、中高年以降に股関節に痛みを覚えることが多いようです。

臼蓋形成不全は、骨盤側のくぼみのへりが浅いため、少ない接触面積で体を支えなければならず、股関節の軟骨や骨を傷めやすいといえます。原因は、成長途中で臼蓋の発育不全が起こったり、発育性股関節形成不全に起因するものもあります。乳児の臼蓋形成不全は、自然に改善されるといわれています。

股関節まわりの病気には「**大腿骨頭壊死症**」もあります。長い年月をかけて進行する変形性股関節症とは違い急に痛みが出ます。かばうように歩いたり、足を引きずったり正常な歩行ができなくなる病気です。

臼蓋形成不全

【正常な股関節】

骨盤側のくぼみのへりが浅く、大腿骨の骨頭をしっかり覆いきれていない状態。

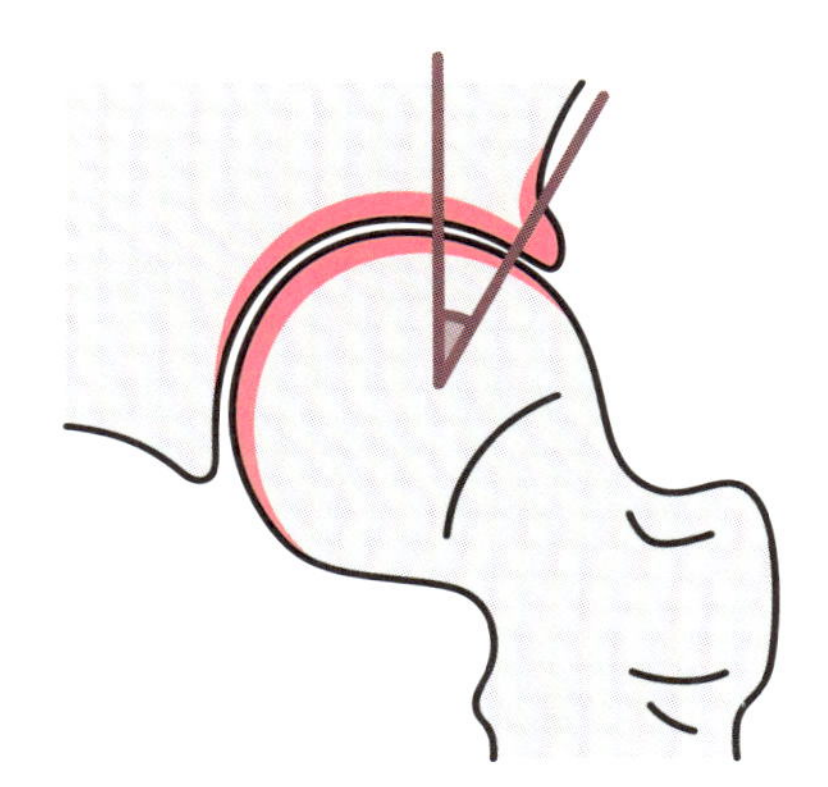

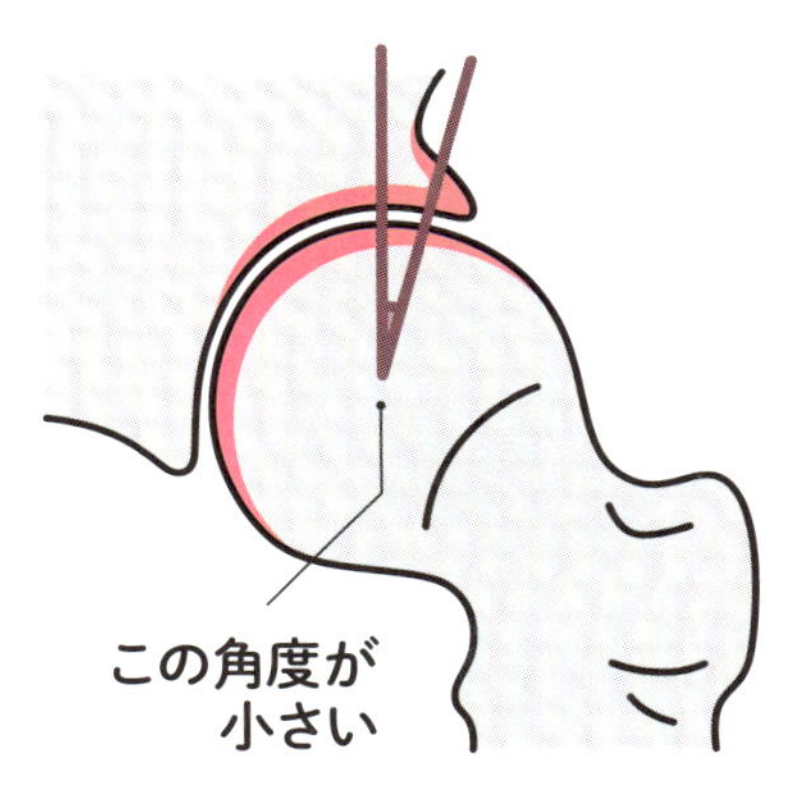

大腿骨頭壊死症

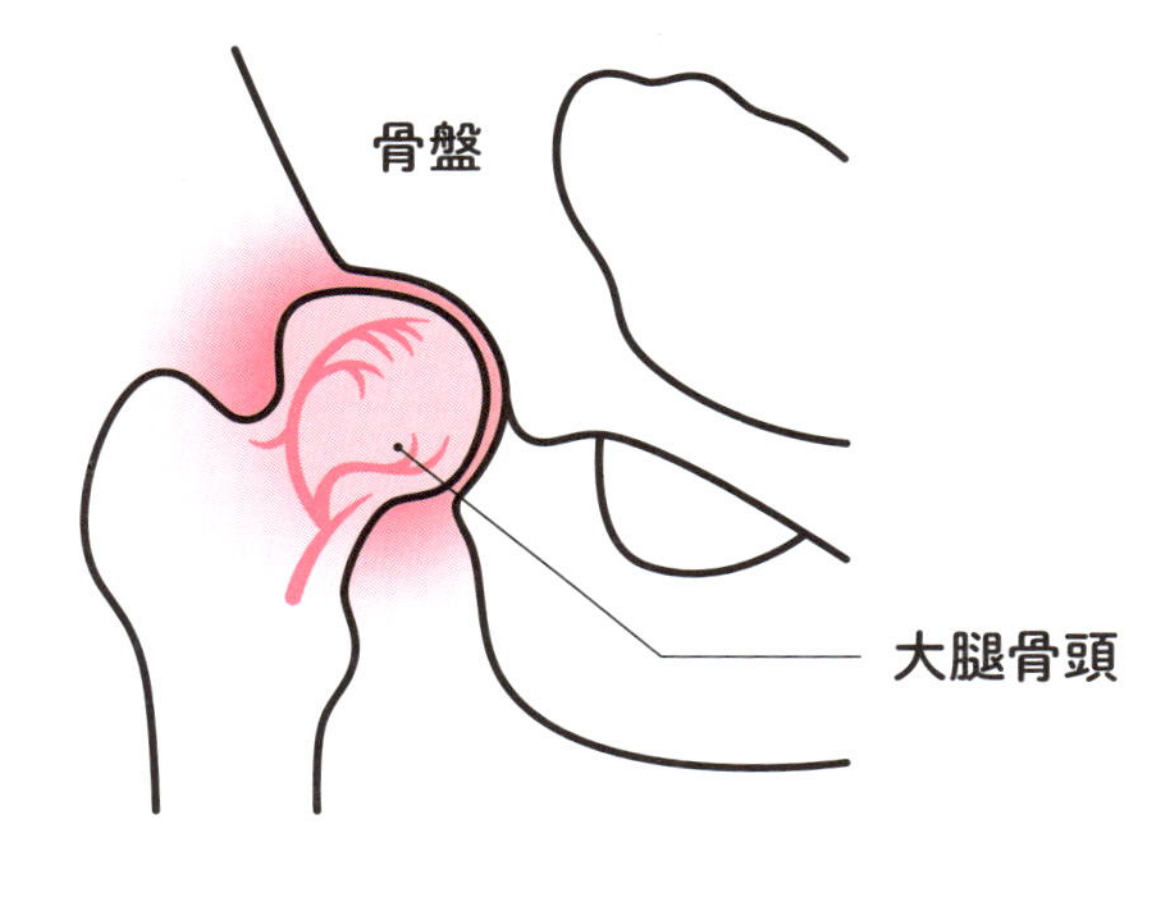

大腿骨頭の血流低下で骨組織が壊死した状態。壊死した部分に痛みが出ます。ただし、壊死があっても、その範囲が小さい場合、生涯にわたり痛みが出ないこともあります。

体を動かす5つの荷重関節

これまで多くの患者さんを診てわかったのが、股関節に痛みがある患者さんには腰痛を併せ持っている人が多いということ。股関節と腰（腰椎）は非常に近い関係で、どちらかの関節に不具合が生じるともう一方の関節がその役目を担うといった関係にあるようです。

人間には200個以上の骨があり、それらの骨をつなげているのが関節です。**体重を支えて体の土台となるのが、股関節、仙腸関節、ひざ関節、腰椎、頸椎の5つ。**しっかりと立ち、バランスよくスムーズな歩行ができるのはこの5つがしっかり働いているからです。

注目していただきたいのが仙腸関節です。この関節は非常にわずかしか動かない繊細な関節。ちょっとしたことで働きが悪くなり、クッション機能が低下、他の関節への負担を大きくしてしまうのです。

仙腸関節の働きを助けるのが股関節です。長年の臨床経験から、左の仙腸関節と左の股関節、右の仙腸関節と右の股関節はよくも悪くも互いに連係し合っていることがわかりました。パート2では股関節と深く関係する仙腸関節をケアする体操を取り上げています。

5つの荷重関節

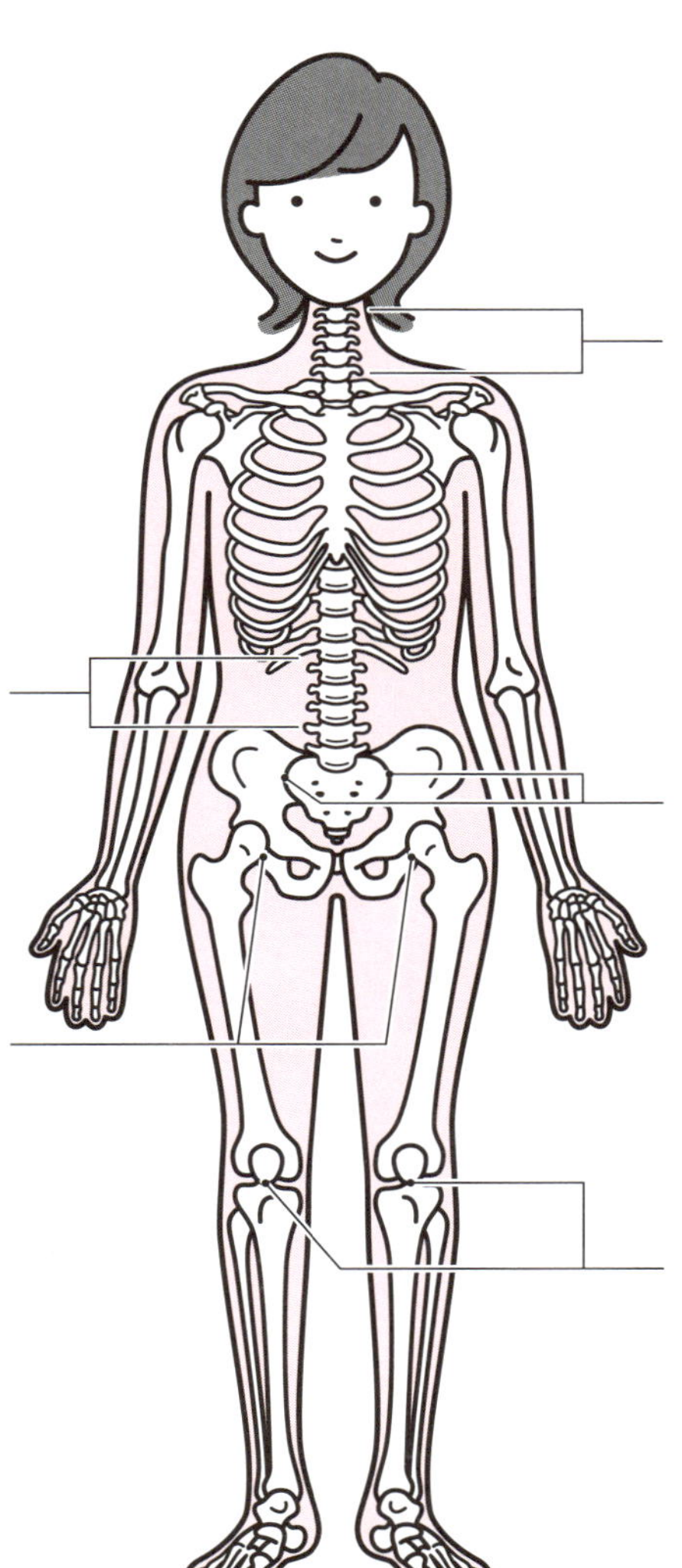

頸椎

股関節の不具合で姿勢が崩れれば、上体のバランスをとるため、頸椎への負担も大きくなります。

腰椎

股関節の曲げ伸ばしには、腰の柔軟性が必要です。腰椎の機能低下は、股関節の可動域に影響を与えます。

仙腸関節

骨盤の仙骨と腸骨の間の関節。全身の衝撃緩衝材として働きます。

股関節

体の中で一番大きな関節。両脚にかかる力を受け止めます。

ひざ関節

地面からの衝撃を吸収する関節。この関節に不具合が生じると、股関節だけで受け止めなければならず負担が増えます。

股関節が動けば筋肉も自然と強くなる

股関節のまわりには、たくさんの筋肉や靭帯があり、股関節の動きをサポートしています。主な筋肉は、腸腰筋、大腿四頭筋、大臀筋、中臀筋、梨状筋です（左図参照）。

股関節とこれら筋肉は車の両輪のようなもの。**関節が無理なく動くようになれば筋力がつき柔軟性も高まります。**一方、**筋肉をしっかり縮めたり、伸ばしたりできれば関節への負担も減ります。**筋肉が硬いまま関節を動かそうとすれば、関節には余計な負担がかかります。両者の状態がよいことがプラスの循環を生み、動きの自由度が高い股関節につながります。

変形性股関節症の予防や進行を食い止めるには、普段の生活で股関節や周囲の筋肉を使うことが大切。ですが、現代生活はこれらを動かさない生活になっています。

現在、変形性股関節症が増えている理由には、大きく3つあると考えています。

- 長時間同じ姿勢や悪い姿勢を続ける
- しゃがんだり、かがんだりする機会が減り、日常生活で股関節を使わなくなった
- 毎日の生活の中で歩かなくなった

股関節まわりの筋肉

【お腹側】

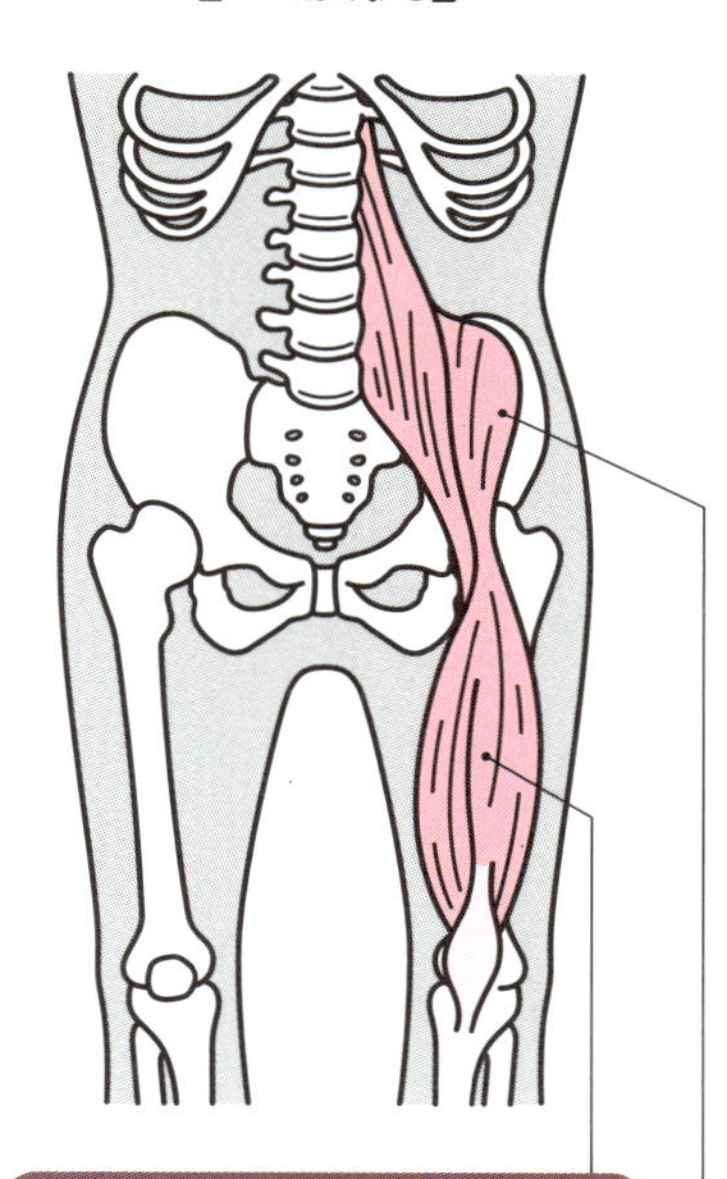

【背中側】

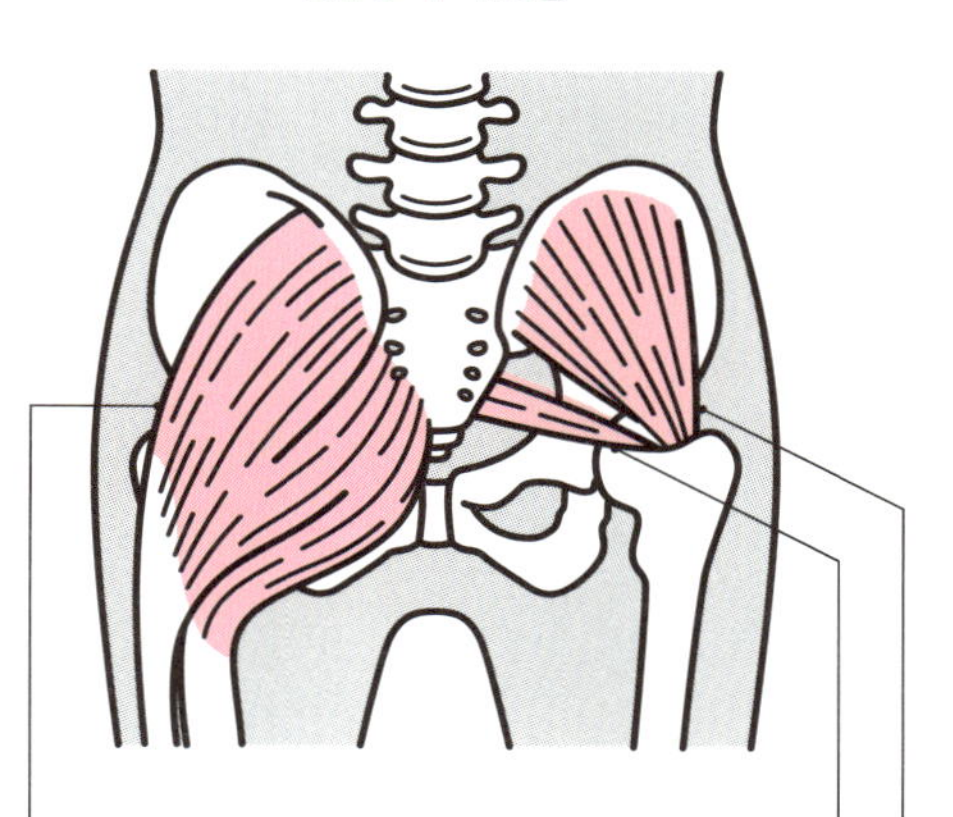

大腿四頭筋

大腿四頭筋が縮むことで脚を曲げられます。大腿四頭筋の働きが悪くなると股関節の動きも悪くなります。

腸腰筋

上半身と下半身をつなげる筋肉。腰椎から股関節を通り大腿骨についています。

大臀筋

お尻の表面にある大きな筋肉で、下半身を安定させます。

梨状筋

大腿骨と骨盤を結ぶ筋肉で、股関節の外旋で使われます。

中臀筋

お尻のインナーマッスル。バランスをとる筋肉です。

こうした生活を続ければ、股関節の機能がどんどん衰えていきます。

便利な生活では歩くことが減り、股関節を動かす機会が減っています。パート4の股関節を守る生活習慣でも解説しますが、股関節の健康を維持するためには動かすことはとても重要です。**歩くという行為を頻繁に繰り返すことで、股関節の動きを保つことができる**といってもいいですね。

関節というのは体のばねのようなもの、さまざまな動きの要です。好きなスポーツや運動を楽しんだり、友人と旅行に出掛けたり、買い物を楽しんだり。姿勢や動作の土台である股関節力を引き出すためにも、セルフケアが大切です。

パート2では股関節の機能を維持して守る、セルフケアを解説していきます。

Part

2

股関節の違和感&痛みをとる体操

変形性股関節症はセルフケアで解消できる！

何度も言いますが、変形性股関節症は長い時間をかけて進行する病気です。違和感からはじまる股関節の異常を見逃さず、早期に発見して適切なケアをすれば、進行を食い止めることは可能です。そのために必要なのが日々のセルフケアです。

このパートでは、股関節を守り、その機能を維持するために実践していただきたい体操を紹介します。

私はこれまで腰痛やひざ痛予防に関する本を出版しています。すでにそれらをお読みの方ならご存じかもしれませんが、私が最も得意とするのが、関節の痛みを治す「**関節包内矯正**」というオリジナルの施術です。

関節包というのは、関節内で骨同士がおさまっている袋のこと。この内部は関節液という潤滑油で満たされ、骨同士がなめらかに動く仕組みになっています。ただし、体の重みがかかる関節は徐々に骨と骨との間が狭くなって、骨同士に引っ掛かりが生まれます。この引っ掛かりを取り、関節包内の骨同士をスムーズに動かすのが関節包内矯正です。正常な可動域が戻るので痛みがなくなるのです。

関節包内矯正をみなさんでもできるようにしたのが、簡易版の関節包内矯正です。今回はその股関節バージョンとして、テニスボール股関節広げ、脚の付け根プッシュ、ボールゴロゴロマッサージなどさまざまな体操を紹介しました。

パート1で、土台を支える関節は互いに連係し合っているということを説明しました。中でも、仙腸関節と股関節には深い関係があることは前述した通りです。今回はテニスボールを使った仙腸関節のケアも掲載しています。仙腸関節の動きが悪くなれば股関節にもマイナスです。仙腸関節のセルフケアも一緒に行うのがベストです。

さらに、変形性股関節症になると、疲れやすくなるお尻や太腿の筋肉、お腹のインナーマッスルへアプローチする体操もあります。**股関節まわりの筋肉が硬くなれば、股関節の動きも制限されます。筋肉をほぐして柔軟性を取り戻してください。**

股関節に違和感や痛みがある人だけでなく、そうでない方にも、予防のためのデイリーケアとして取り組んでいただきたいですね。まずは簡易版の関節包内矯正の股関節バージョンからはじめてみましょう。

体操 1

股関節の可動域を広げる！

テニスボール股関節広げ

この体操は、テニスボールを使った簡易の関節包内矯正法。特に、左右の股関節に不具合がある人におすすめです。

両つま先は60度くらいに開き、ひざと太腿で股にあるボールをはさんで力を入れるのがポイント。こうするとボールの反発力で股関節が外側に広がります。左の股関節は左横方向へ、右の股関節は右横方向へ広がり、股関節内の引っ掛かりが改善され、不具合や痛みの軽減につながります。

この体操は1回5分。股関節は他の関節に比べると大きな力をかけないと動きません。股関節が広がっていく感じを、時間をかけてゆっくり実感してください。

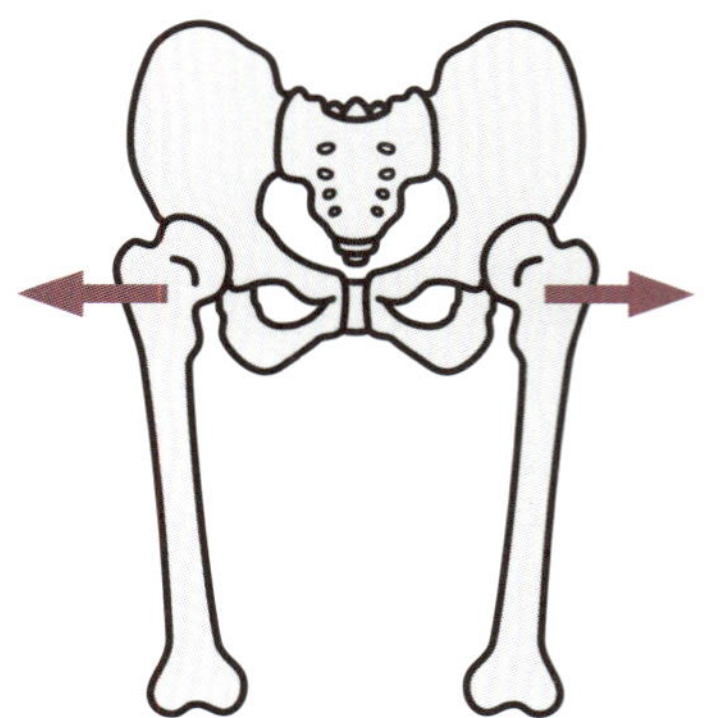

体操中は、左右の股関節が、イラストのように横へ押し広げられています。

用意するもの

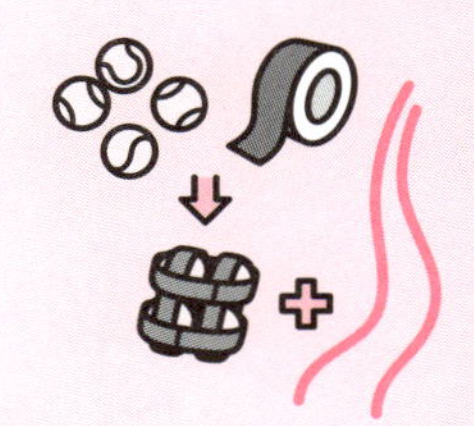

硬式テニスボール4個、ひも（タオルや手ぬぐいでも可）、テープ。
4個のテニスボールは縦横2個ずつにして、正方形になるようにテープでしっかり固定します。

1

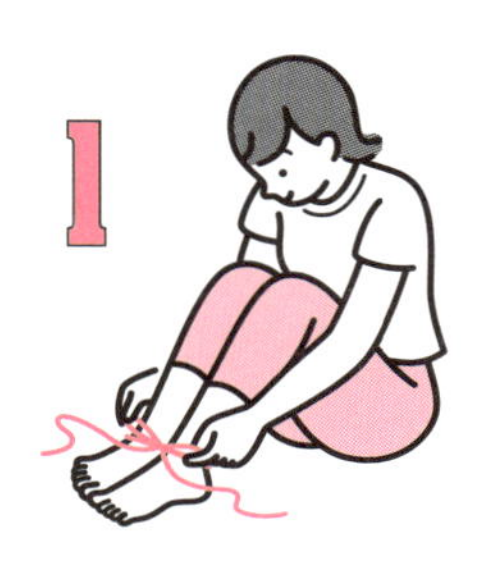

床に座り、両足首をひもできつめに縛ります。

2

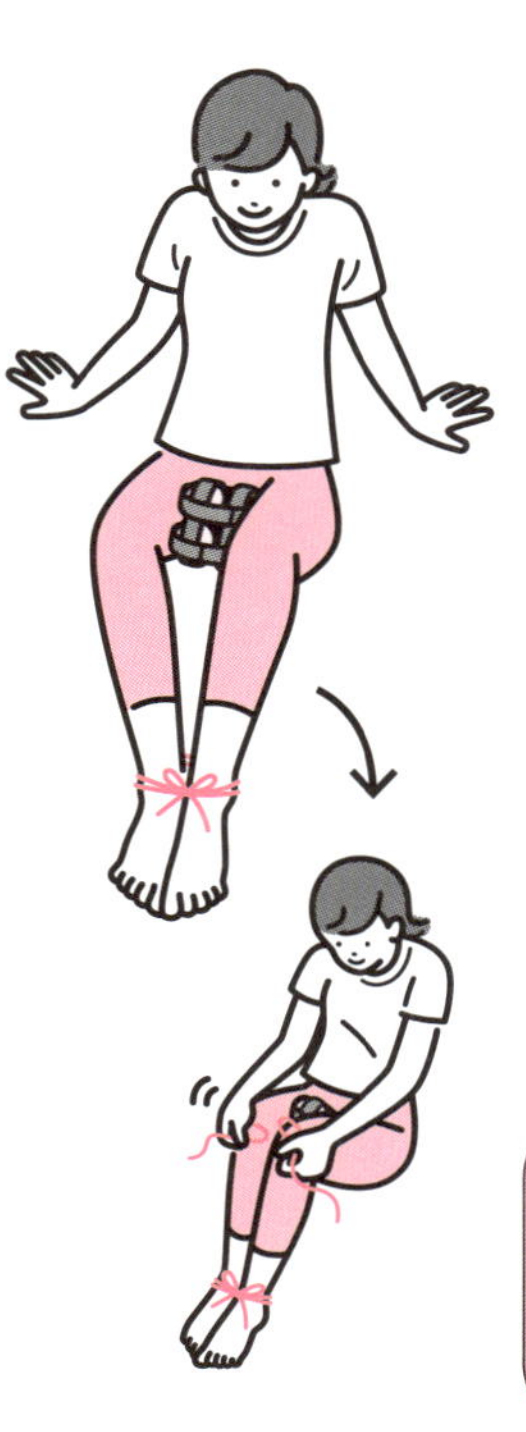

ひざを開いて、固定したテニスボールをイラストのようにできるだけ股の奥にセット。ひもで両ひざの下をきつく縛ります。

3

仰向けになり、ひざと太腿を使って股間を締めるように力を入れ、その姿勢を5分キープします。

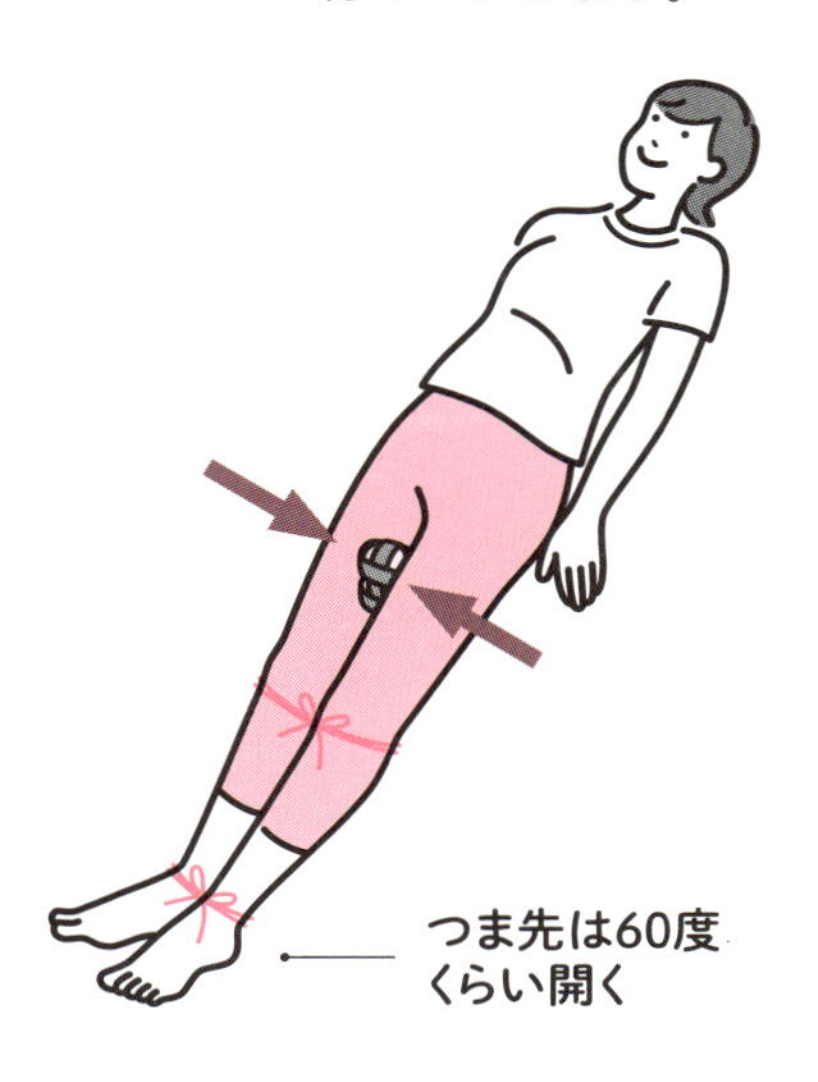

つま先は60度くらい開く

回数の目安

**5分キープ
1日3回まで**

体操2 脚の付け根プッシュ

股関節の柔軟性を取り戻す！

34ページで取り上げた、簡易な関節包内矯正「テニスボール股関節広げ」を、道具なしで行えるのがこの体操です。効果は同じく股関節を押し広げて引っ掛かりをなくすこと。

仰向けになって、痛いほうの股関節の太腿の内側（股になるべく近づける）を、もう片方の足のかかとで30秒間押すだけ。床ではなく、ベッドや布団の上で行ってもＯＫです。

股関節の痛みは腰痛から発展することも多いものです。すでに腰に違和感がある、あるいは時々痛む……という方は、この体操をすると股関節痛の予防にもつながります。

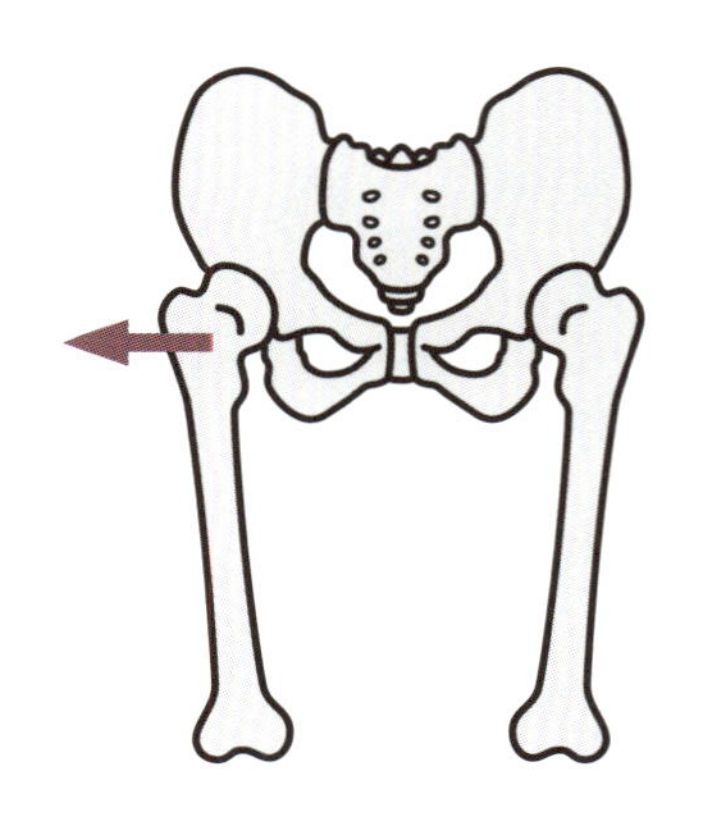

左足で右太腿を押すと、上記の矢印のように右の股関節が広がります。

1 床に仰向けになり、両手は体の横に置き、肩の力を抜きます。

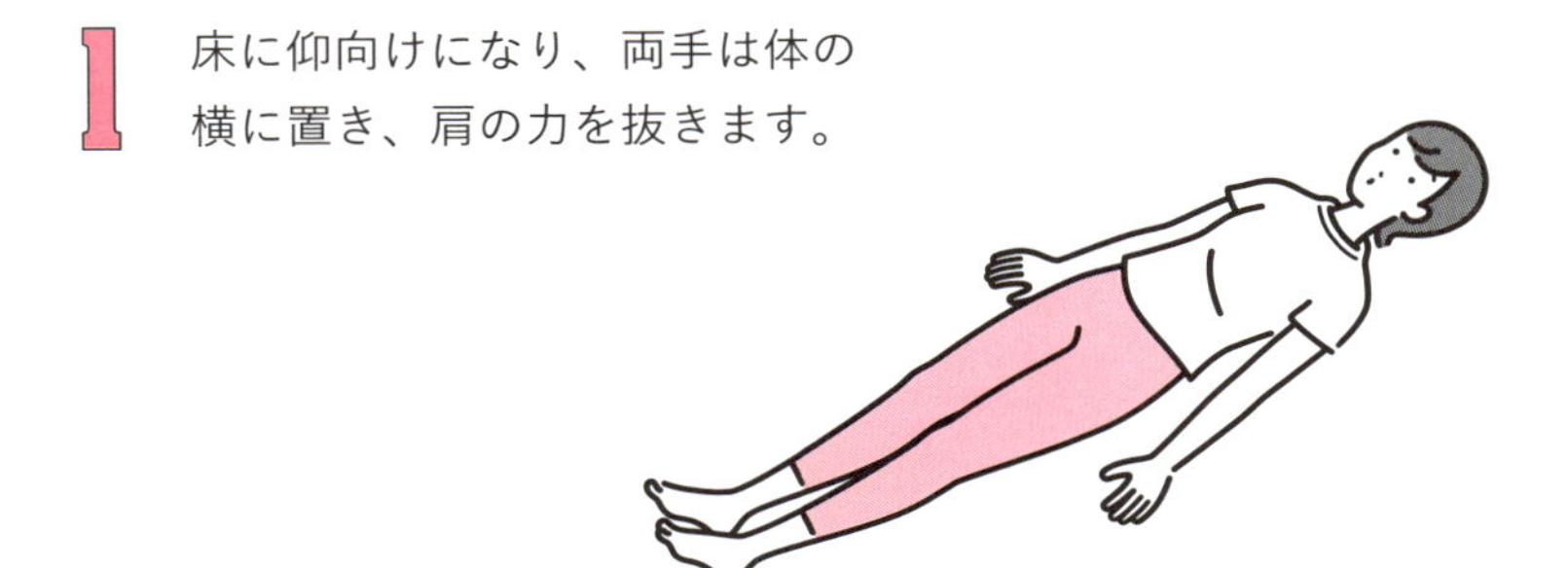

2 （右の股関節が痛い場合）できるだけ股に近いところの右内腿に左足のかかとをあて、できるだけ強く押し続けます。最初のうちは1分ほど時間をかけて行い、右の股関節が横に押し広げられているのを感じましょう。

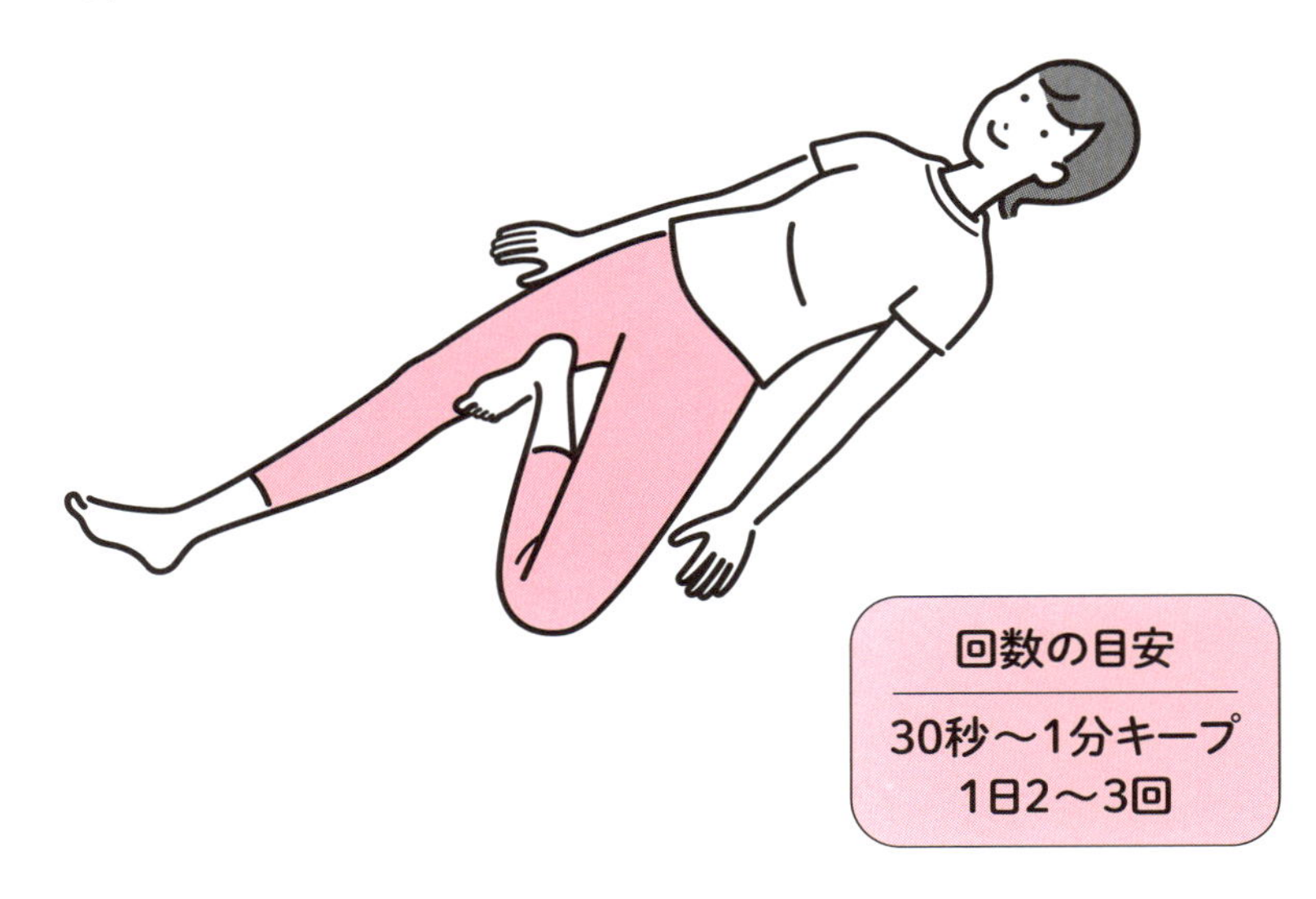

回数の目安

30秒～1分キープ
1日2～3回

体操 3

股関節まわりの筋肉をほぐす

ボールゴロゴロマッサージ

これも硬式用のテニスボールを使った股関節の簡易版関節包内矯正です。

方法は、ボールの上に体重をかけて体を揺らすだけと簡単。ぎゅーぎゅー押しつけて強い刺激を与えるのではなく、ほぐすイメージで行います。関節まわりの筋肉の血行もよくなり、ぽかぽか温かくなってくるのを感じるはず。

はじめは少し痛みを感じるかもしれませんが、慣れてくると徐々に痛気持ちいい感じに。だるさや違和感があるときに行うと解消されていきます。

股関節の痛みや違和感が現れやすいのは、そけい部、お尻の下、お尻の横の3か所です。多く見られるのが、そけい部とお尻の下です。次ページから各部位の実践法を紹介しています。

34ページの「テニスボール股関節広げ」と併せて行うと、この体操のマッサージ効果がより高まります。また、股関節に痛みが出ていない場合でも、この3か所をマッサージして予防につなげて！

そけい部が痛い場合

【右側が痛い】

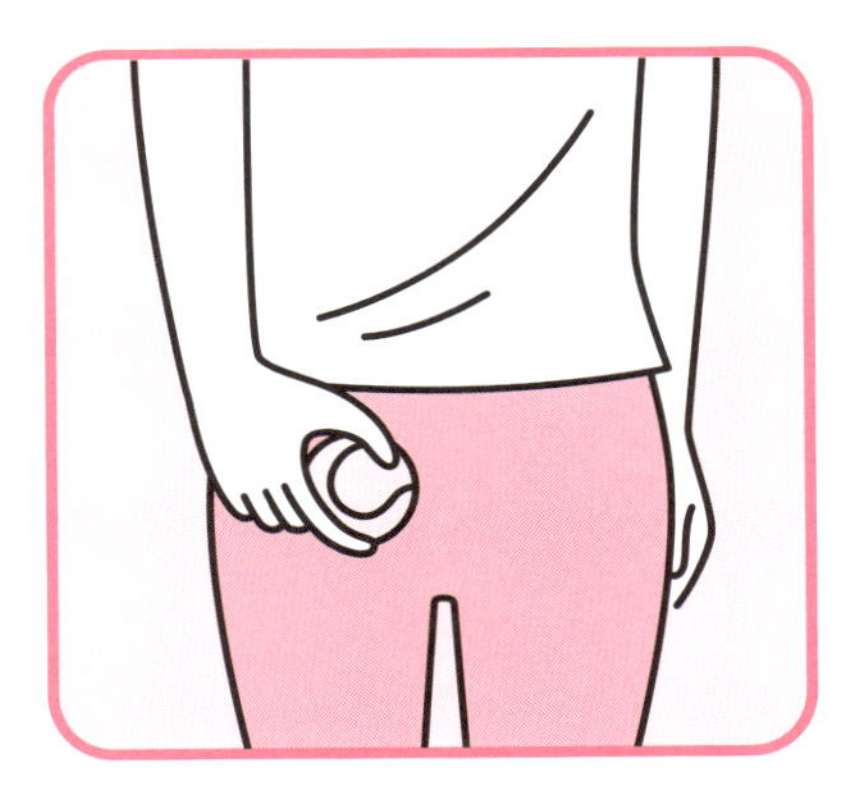

【左側が痛い】

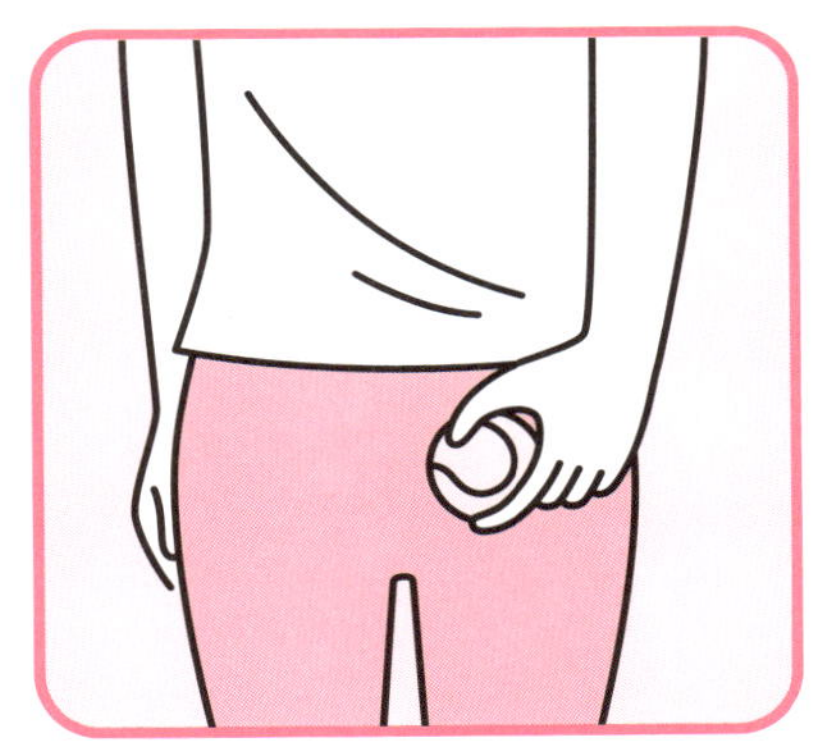

そけい部は、いわゆるVラインと呼ばれるところ。股関節の前傾部分です。痛む場所が複数ある場合は、1か所ずつ行いましょう。

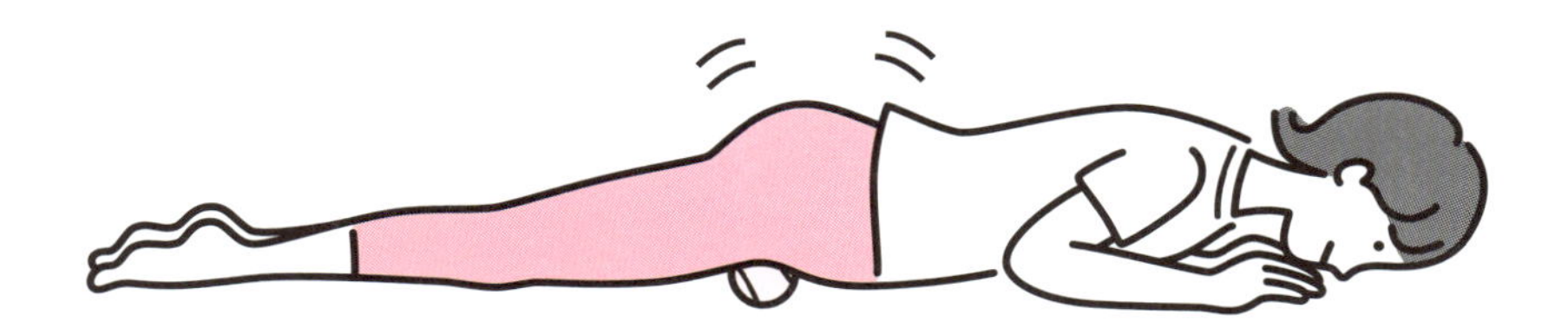

床にうつ伏せになり、痛む場所にボールをあてます。ボールに体重をのせながら小刻みに体を揺らします。

回数の目安

3〜5分
1日3回

お尻の下が痛い場合

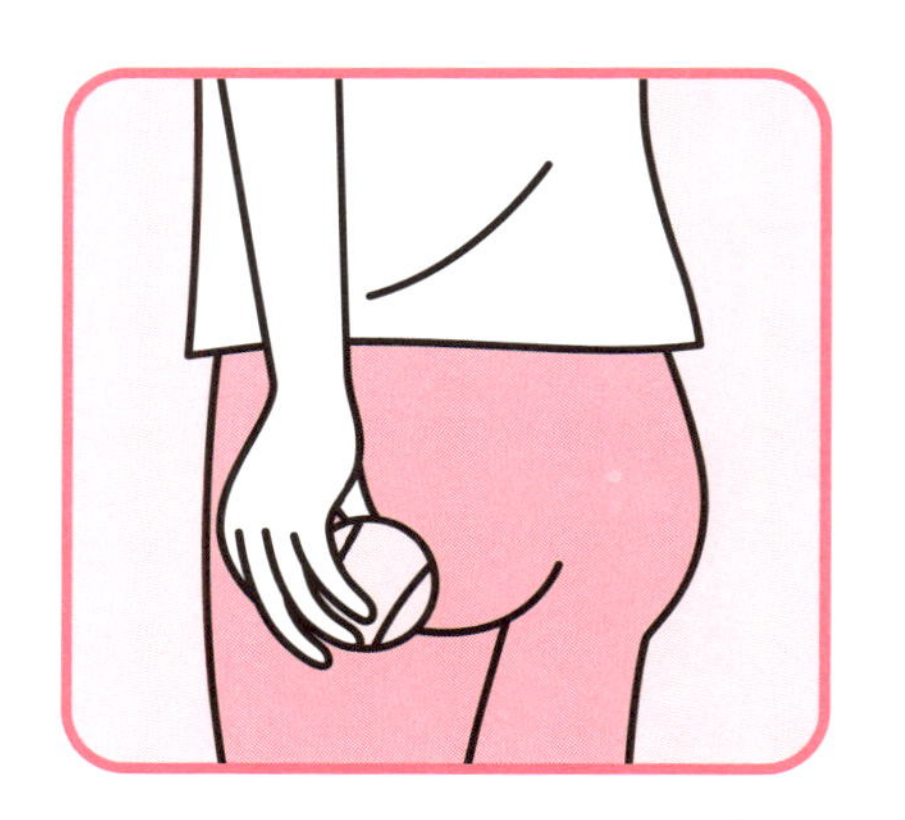

お尻の後ろ側、下の凹んでいるところ。あるいは両脚をつけて気をつけの姿勢をしたときにお尻の下の凹むところです。

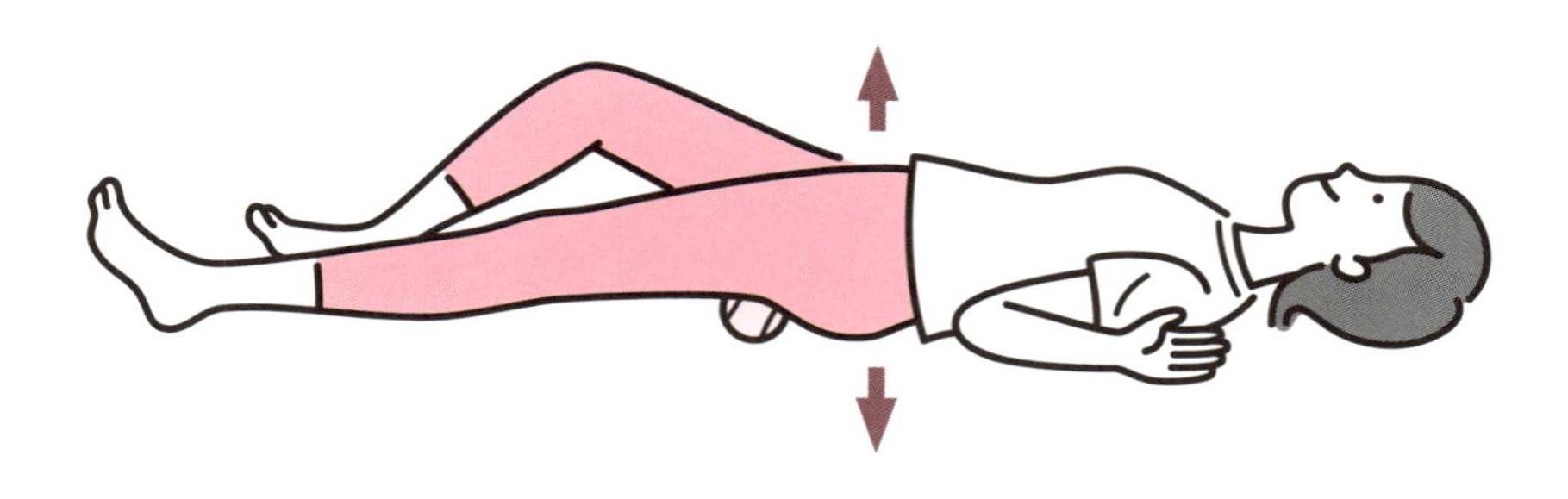

仰向けになり、痛みのある側のお尻の下にテニスボールをあて、痛みのない側のひざを曲げます。ボールに体重をのせながら横に体を揺らします。左右痛い場合は両方行います。

回数の目安

3〜5分
1日3回

お尻の横が痛い場合

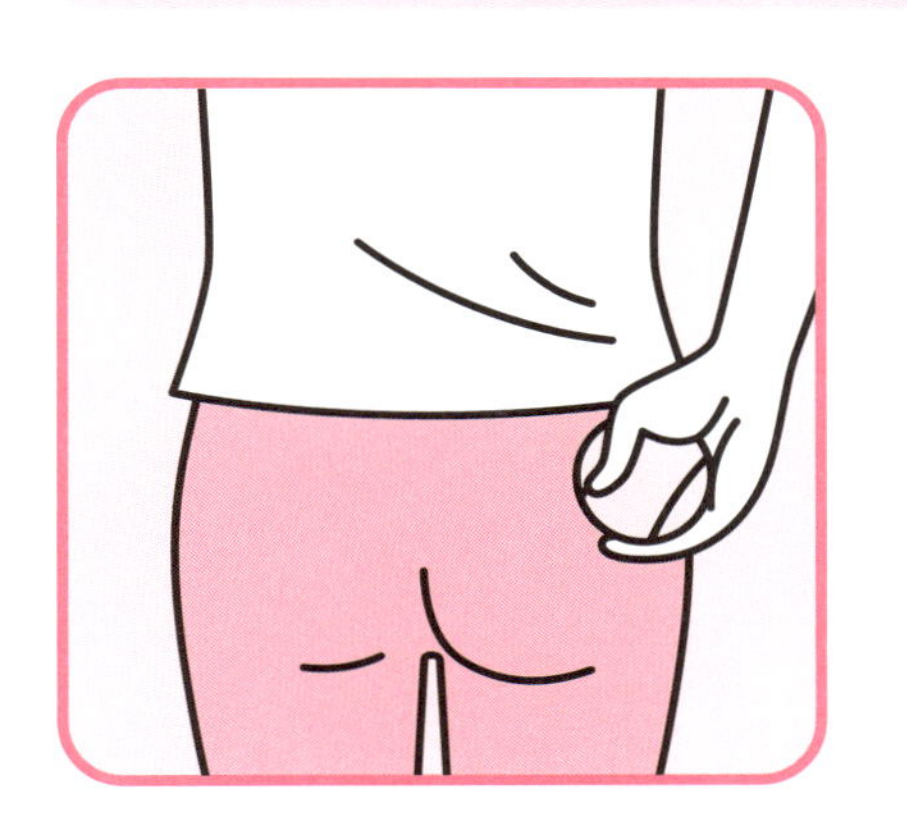

お尻の横には股関節の動きにかかわる筋肉のひとつ・中臀筋があります。この筋肉の血行が悪くなると、痛みや違和感が生まれます。

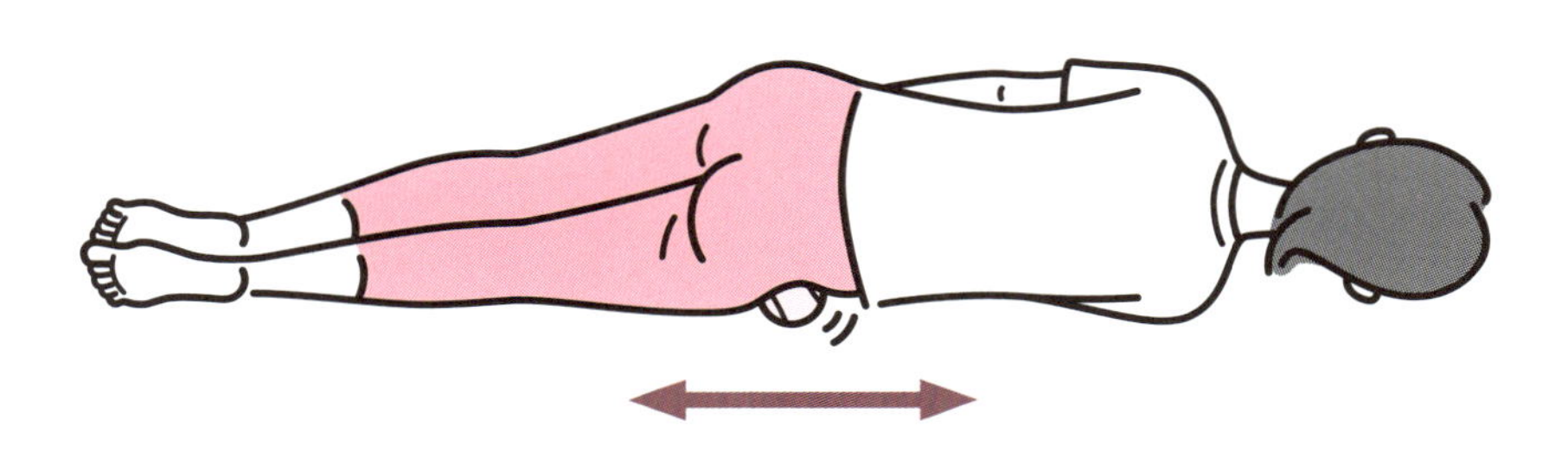

横向きに寝て、痛みのある側のお尻の横にテニスボールをあてます。体重をしっかりボールにかけながら、縦に体を揺らします。左右痛い場合は両方行います。

回数の目安

3～5分
1日3回

体操4

脚揺らし

小刻みに動かして股関節をほぐす

貧乏揺すりのように脚を小刻みに動かす運動が、変形性股関節症のケアになることをご存じでしたか？　この運動はそれを応用して考案したものです。

股関節に負担をかけることなく、小刻みに動かすのがなぜいいのかというと、関節液が循環しやすくなったり、関節軟骨に栄養が供給されやすくなる可能性が指摘されているからです。

この運動は座ったままできるので、たとえ股関節に痛みがあっても安心して取り組めます。また、高齢の方など立って運動をすることに不安がある人にでも安心してできる運動です。

体操はレベル1から3の3種類、レベルが上がるにつれ股関節の可動域が大きくなります。痛みが強い場合はレベル1からはじめて痛みの軽減に合わせ、レベル2→レベル3と行います。痛みがない場合はレベル3から取り組んでOK。急に動かすと股関節を傷める可能性もあるので、はじめはゆっくり揺らしましょう。

レベル1

椅子に浅く座り脚の力を抜き、足先が床に軽くつくようにします。両足は肩幅程度に開き、脚の付け根から小刻みに揺らします。片脚ずつ行います。

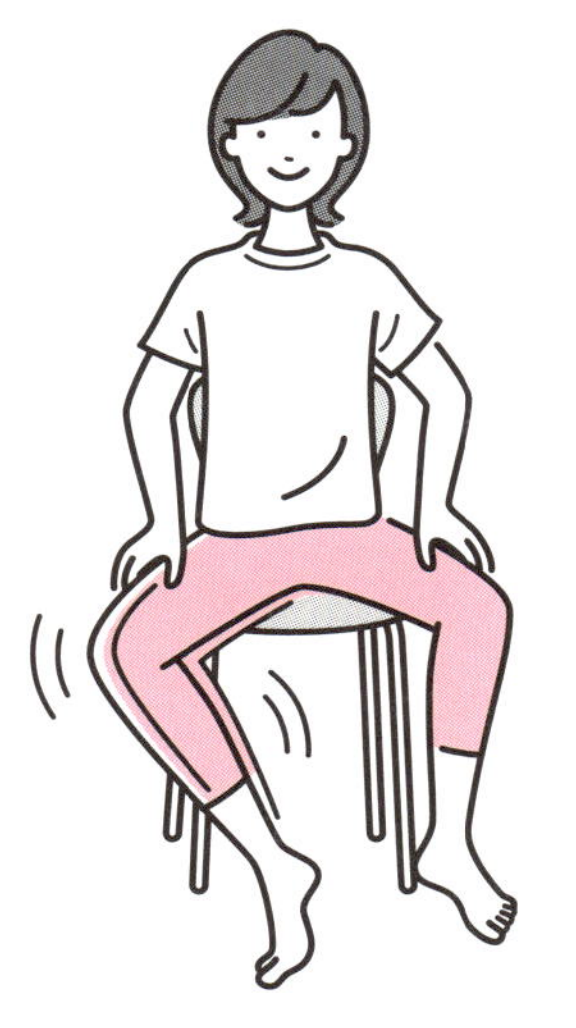

レベル2

椅子に浅く座り脚の力を抜き、足先が床に軽くつくようにします。左足の甲に右足をのせて、右脚の付け根から小刻みに揺らします。片脚ずつ行います。

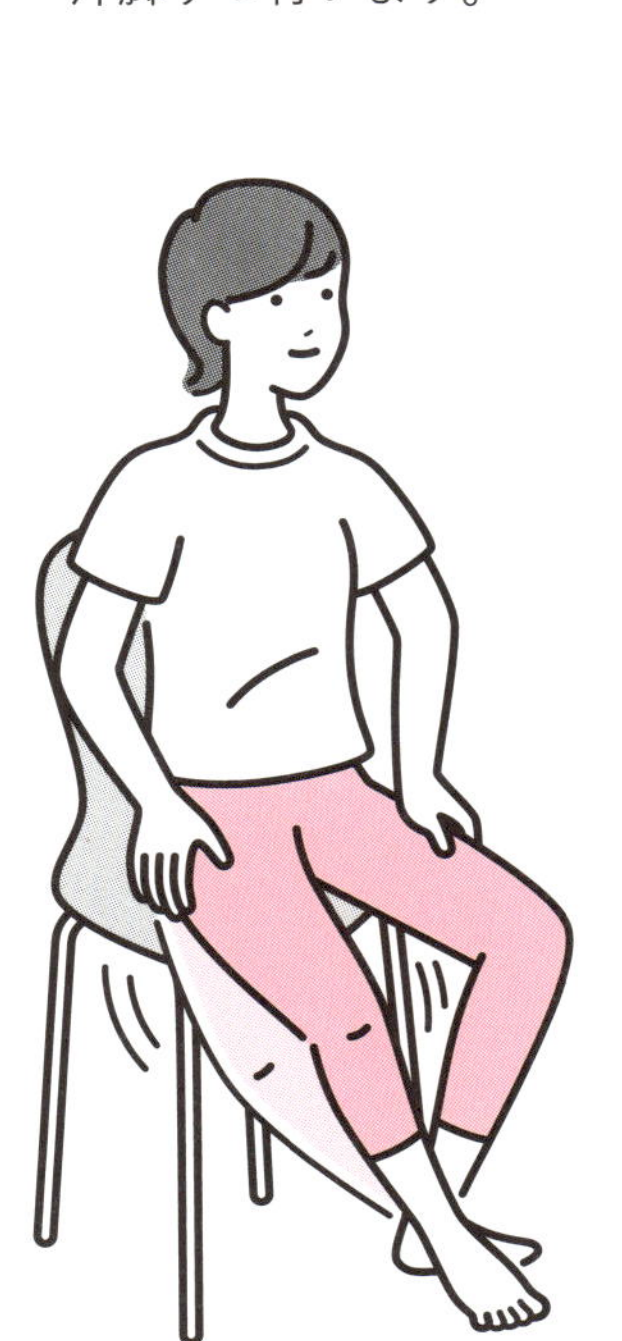

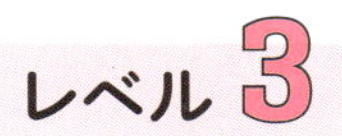

レベル3

椅子に座り両足を床につけたら、左のひざ上に右足をのせます。両手は右足に置き、右脚の付け根から小刻みに揺らします。上半身が前に倒れないようにします。片脚ずつ行います。

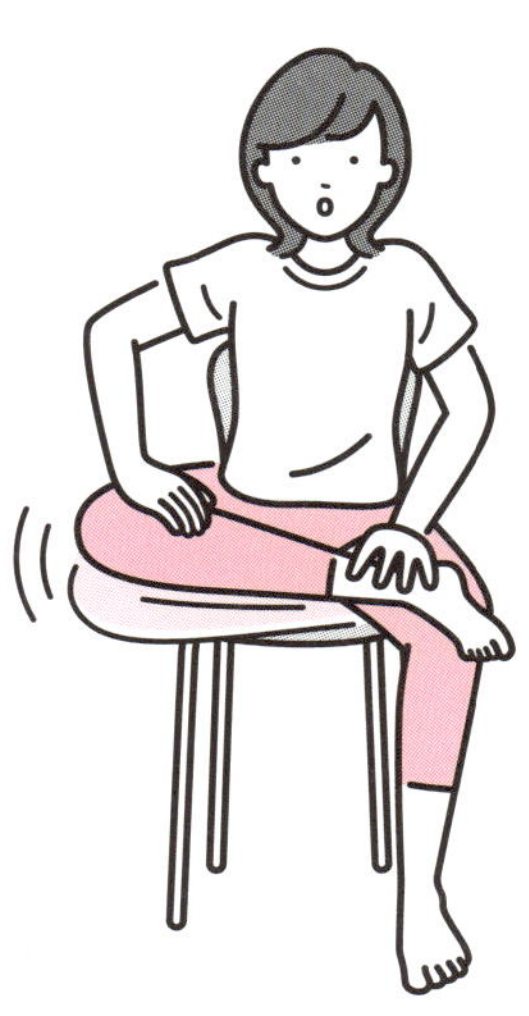

回数の目安｜30秒　1日2〜3回

体操 5

壁向き体ひねり

股関節の内転の動きをスムーズに

伸展、屈曲、外転、内転、外旋、内旋など、股関節はさまざまな動きをしますが、これは、股関節の内転の体操です。内転という動きを簡単にいうと、足を内側にぎゅっと閉じる運動。この動きは、骨盤を安定させて姿勢を維持したり、スムーズな歩行には欠かせません。

内転運動ができるということは太腿の内側にある筋肉がしっかり使われているということです。

この運動で意識したいのは、壁側にある脚の股関節。体をひねるときに壁側にある脚の股関節を内側にぐっと締めるのがポイントです。

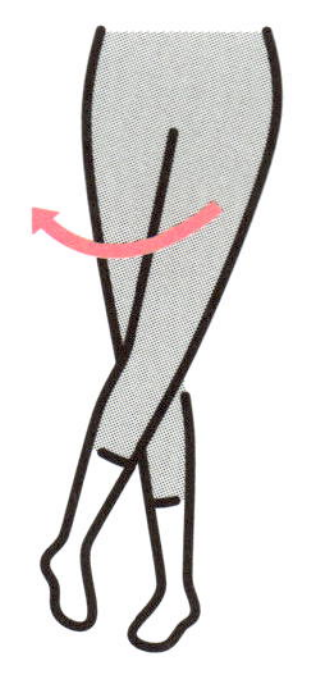

内転とは脚を内側に閉じる動きです。左図の3では、右脚の股関節が内転の動きをするように意識します。

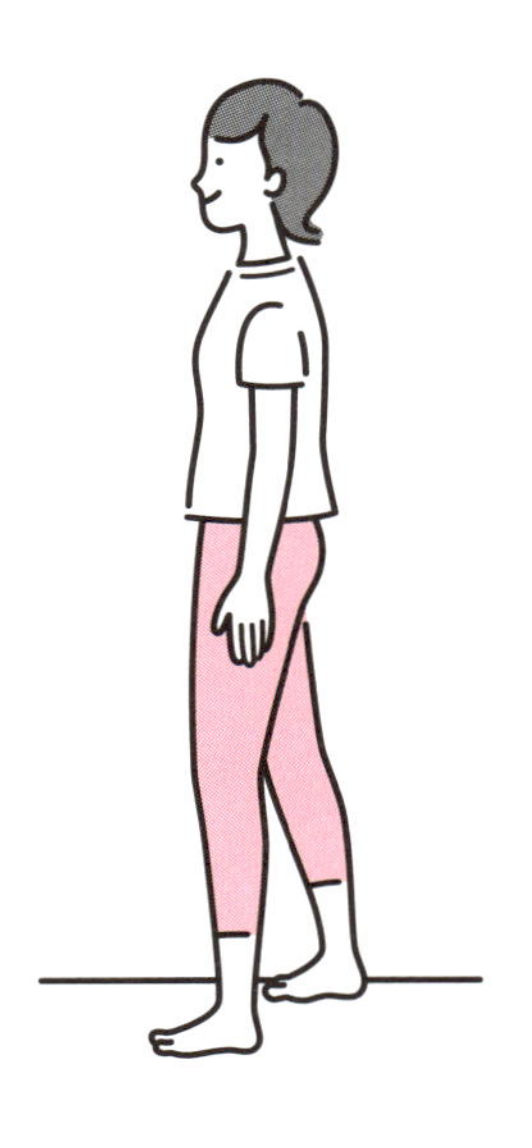

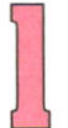

1

（右脚の股関節が痛い場合）壁に対して横向きに立ち、右脚を壁につけ、両脚を肩幅に開きます。

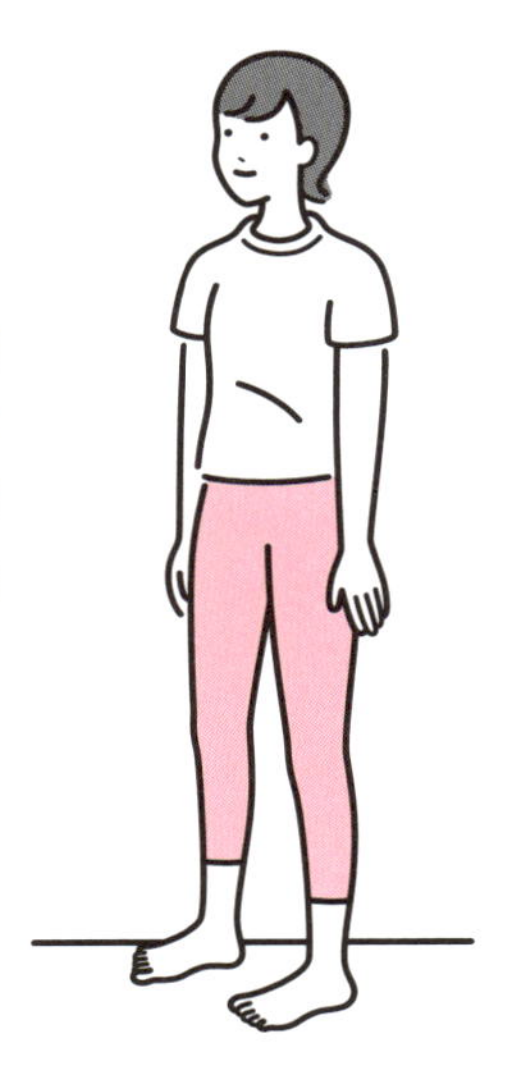

2

左脚をそのまま半歩前に出します。

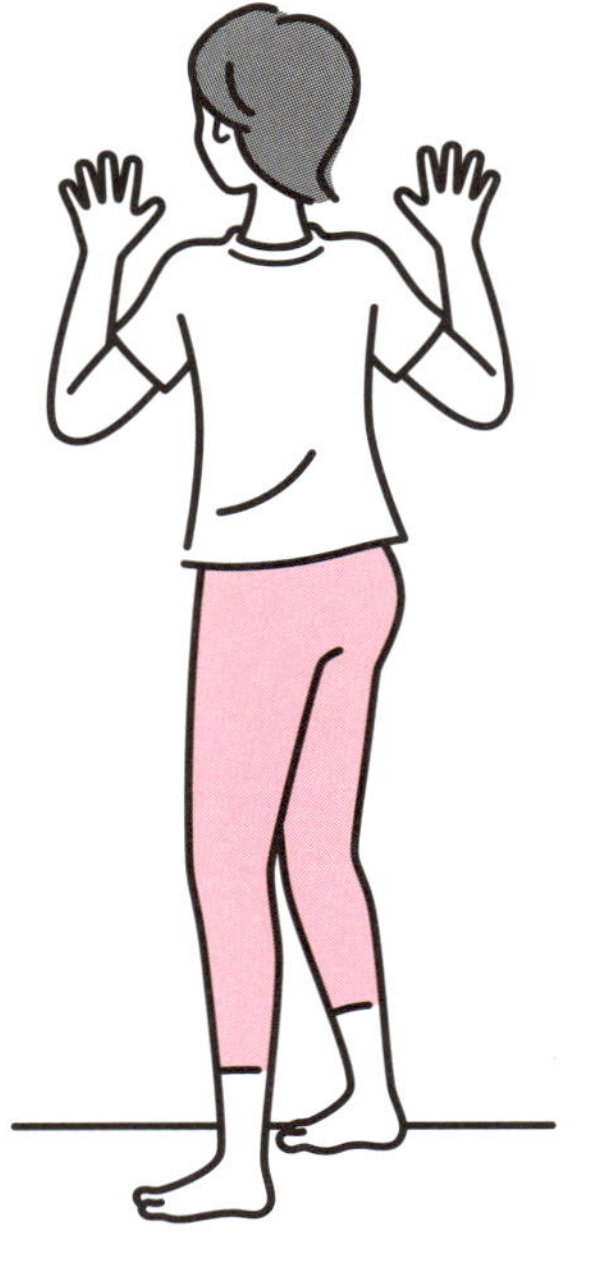

3

左脚は動かさず、右ひざはしっかり伸ばしたまま、体を右にひねって胸を壁側に向け、両手を壁につけます。

（左脚の股関節が痛い場合）は、左脚を壁につけ、同様に行います。

回数の目安

1回10秒
1日2〜3回

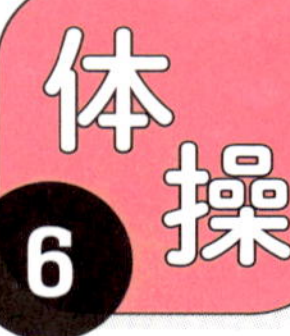

股関節回し

股関節の引っ掛かりを解消する

股関節回しというのは、股関節の回旋運動。サッカーや陸上などスポーツ選手のウォーミングアップでよくみかける運動です。

股関節を曲げたり伸ばしたりする動作は日常的に行いますが、股関節を回すことはあまりありません。しかし、股関節の可動域を広げるためには回旋という動作も必要です。

一般の方が行うときは、股関節の状態を確かめるようなつもりで、ゆっくり回しましょう。回旋運動では、股関節まわりの大小の筋肉がまんべんなく使われ、筋肉の血行も促進されます。

股関節に違和感がある、少し引っ掛かりを感じる……そんなときにぜひやっていただきたいですね。

左ページでは立って行う股関節回しを紹介しています。不安な方は片手を壁に添えて行います。寝て行う場合は、仰向けに寝て、ひざで円を描くように股関節を回します。

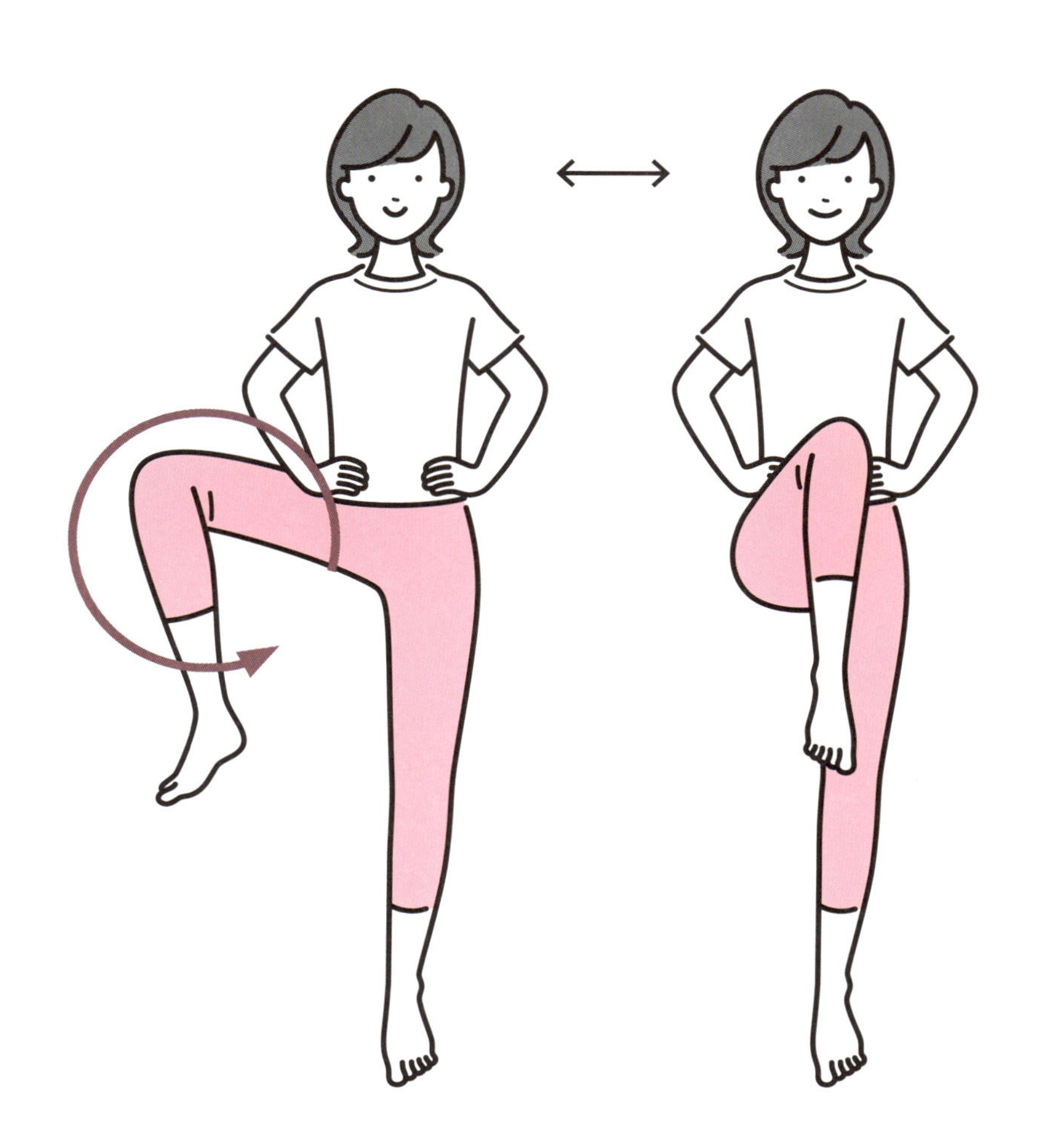

回数の目安

10回
1日2〜3回

姿勢よく立ち、手を腰にあてます。股関節が痛いほうのひざを90度になるまで上げ、そのまま横に広げてひざで円を描くように股関節を回します。逆回転もやってみましょう。

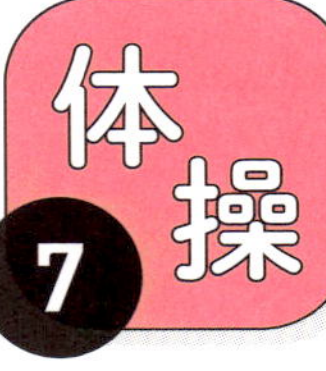

股関節の違和感を即効で治す

違和感リセットキック

股関節のちょっとした引っ掛かりを、簡単に解消できる超シンプルな体操です。引っ掛かり解消に効果的な股関節回しの運動よりも、蹴るだけと動作が簡単なので取り組みやすいはずです。

違和感のある股関節側の脚で、その場で空中キックをするだけ。ひと蹴りひと蹴り力を込めて、かかとを強く蹴り出します。その度に股関節が伸びて引っ掛かりが取れます。

また、股関節を支える筋肉に疲労がたまったときにも効果的です。

営業で長時間外回りをしていたら歩きづらくなった、台所仕事でずっと立ちっぱなしで股関節がだるい、仕事でずっと座りっぱなしで股関節がロックされたよう……。体重の何倍もの負荷がかかる股関節ですから、ちょっとした不具合はよく現れます。

そんな違和感のあるときに、ぜひ試してみてください。すぐにその効果を実感できるはずです。

回数の目安

2〜3回

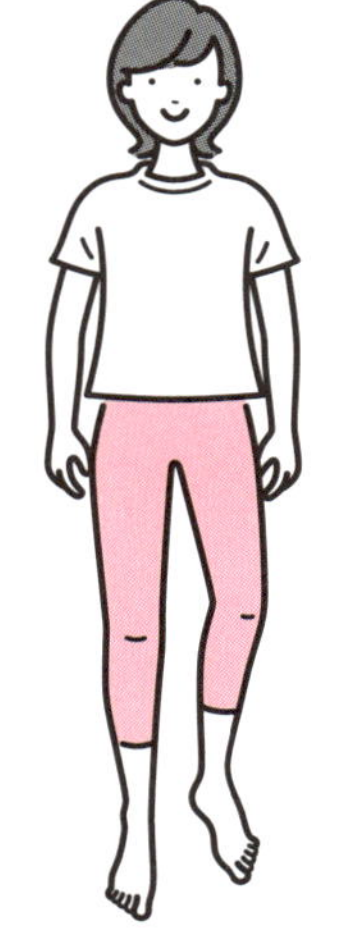

1

股関節の違和感や痛みがあるほうの脚を床から上げて、片脚で立ちます。

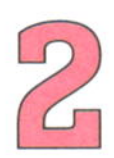

2

上げた脚のかかとを、やや外側斜め下に思い切り強く蹴り出します。蹴り出した脚は空中でストップ。

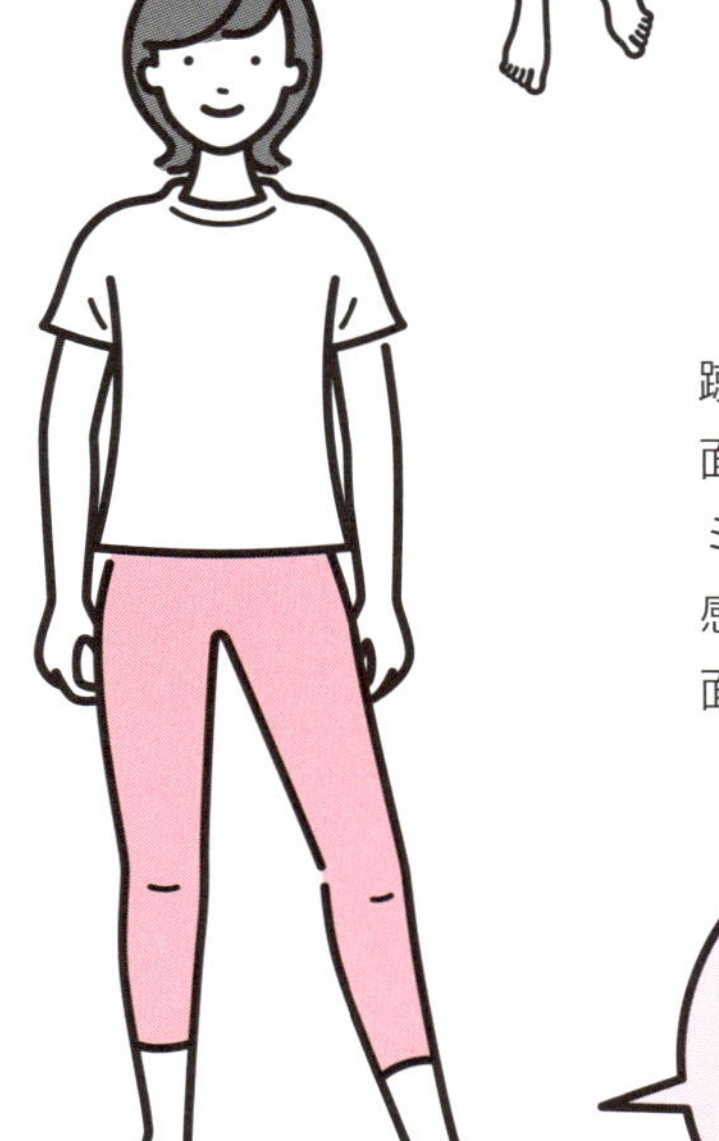

蹴るときのコツは、地面に転がっているアルミ缶をかかとでつぶす感じです。実際には地面は蹴らないように。

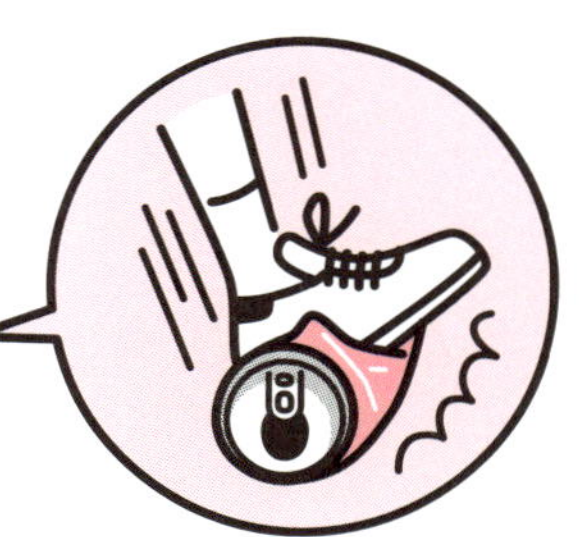

体操8

中臀筋を強くして疲れ知らず！

骨盤バランスエクサ

中臀筋が強くなると、脚が疲れにくくなり歩行もラクに。立ったまま靴下がはけるようにもなりますよ。

股関節が痛くなるとかばって脚を使わなくなり、股関節まわりのお尻の筋力が低下します。お尻の筋肉の中でも重要なのがお尻の横にある中臀筋です。

中臀筋を鍛えるこの運動は、両足を縛って負荷をかけ、左右交互に片脚で立つというもの。脚を縛るのは中臀筋をより働かせるためです。

運動のポイントは、常に左右の骨盤の位置をキープすること。慣れないうちは鏡を見ながら行いましょう。

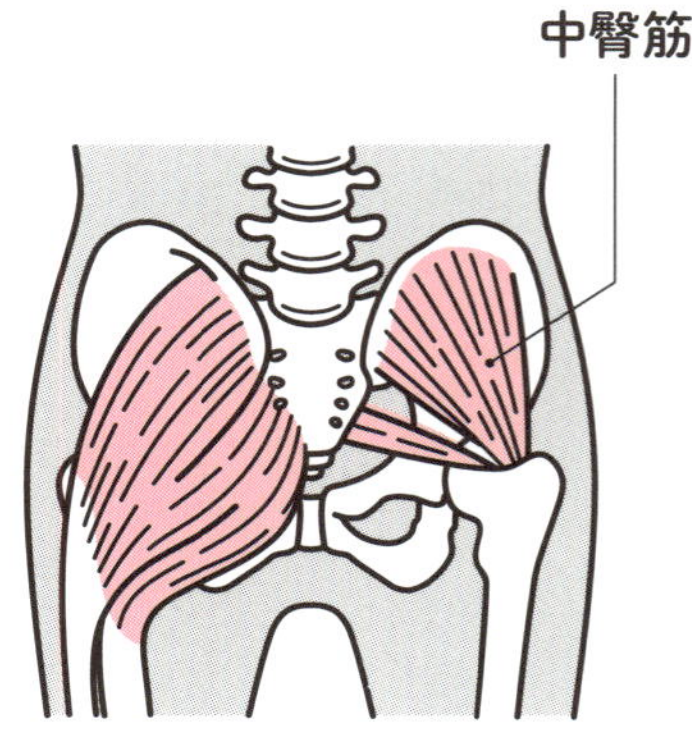

中臀筋はお尻の横にある筋肉。片脚立ちでバランスよく立てるのは、中臀筋がしっかり働いているから。

ひざ上結び編

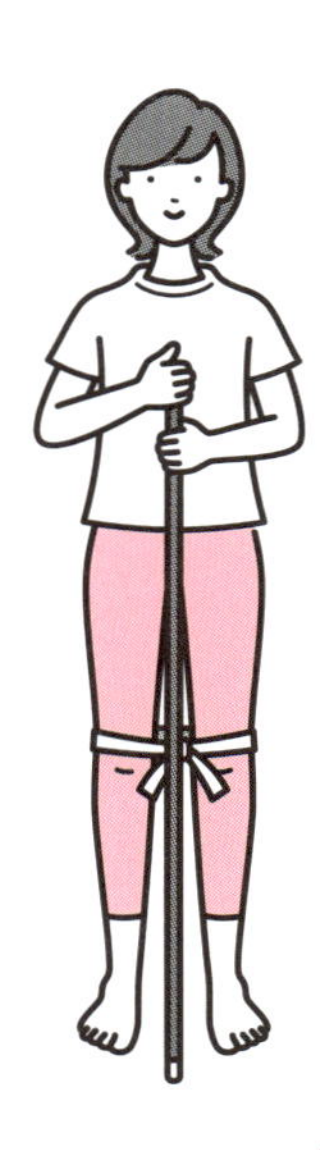

1 こぶしひとつ分空けて、両脚のひざ上をひもで縛ります。棒に手を添えて、バランスをとるとやりやすくなります。

2 骨盤の左右の高さが変わらないように、左右交互に足を上げます。足を上げるときは、ひもが落ちないように外側に足を開くようにします。

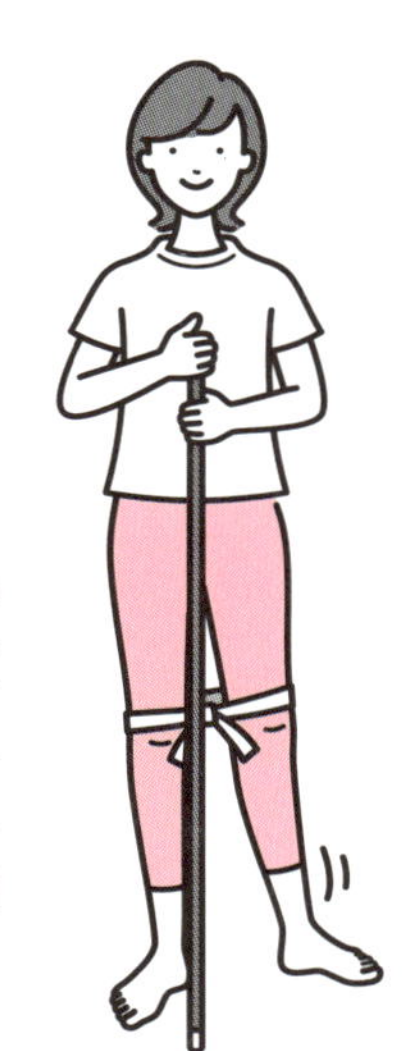

回数の目安 | 10回　1日2〜3回

足首結び編

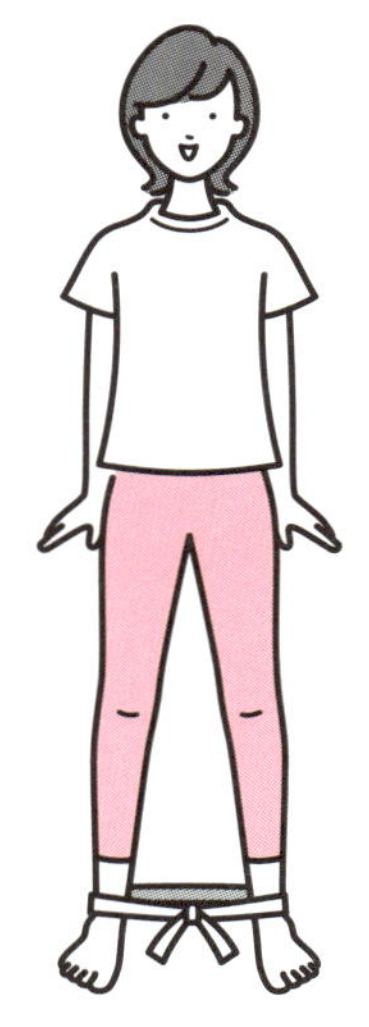

1 両脚を肩幅に広げ、両足首をひもで縛ります。

2 骨盤の左右の高さが変わらないように、左右交互に足を上げます。足を上げるときは、ひもがたるまないように外側に足を開くようにします。

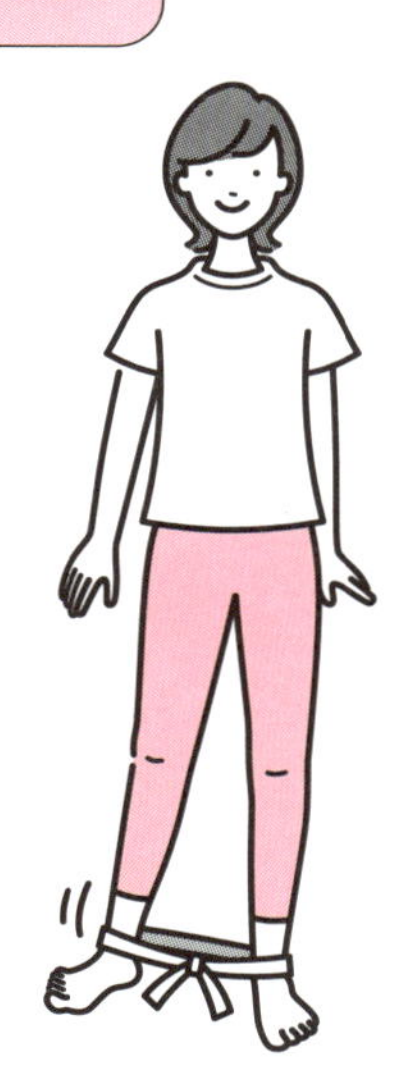

体操 9

股関節の基本動作をスムーズに

股関節の可動域広げ

運動を定期的に取り入れて股関節の柔軟性を保つようにしましょう。

これは、脚を前に上げる（屈曲）、横に上げる（外転）、後ろに上げる（伸展）という股関節の運動です。同時に、股関節まわりを手で強く押してほぐして筋肉にも刺激を与えます。

股関節の柔軟性を決めるのは、日頃からどれだけ動かしているかによります。スポーツや運動をしない人は、ストレッチなどの運動習慣がなければ、股関節を大きく動かすことは基本的にないので股関節は固まりがち。この可動域を広げる

左ページの運動は、１股関節を曲げる（屈曲）、２股関節を外側に開く（外転）、３股関節を伸ばす（伸展）運動です。

回数の目安

1～3を1回ずつ
1日1～2回

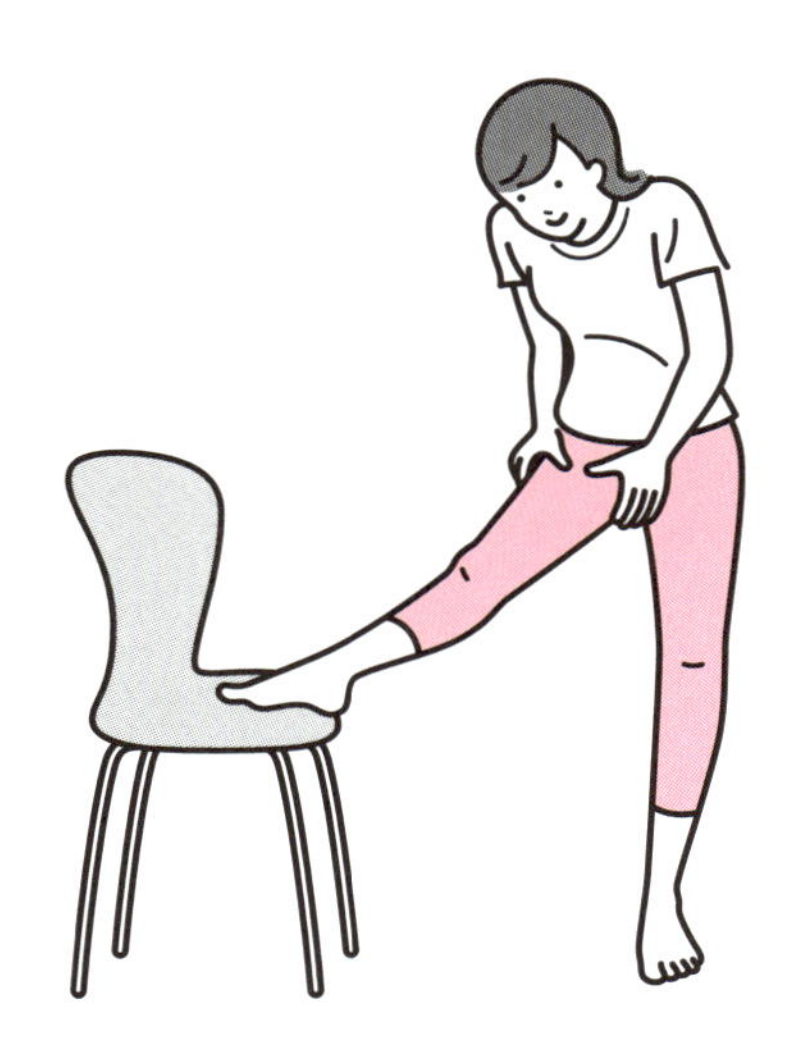

1

股関節の屈曲の運動です。片脚を前に上げて椅子に置きます。足先をやや内側に向け、両手の親指をそけい部にあてて10秒押します。

2

股関節の外転の運動です。片脚を横に上げて椅子に置きます。お尻の横、骨盤の上部を親指が背中側にくるように手でつかみ、おへそのほうに向かって10秒押します。

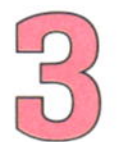

股関節の伸展の運動です。片脚を後ろに上げて椅子に置き、体を椅子と反対側に向けます。お尻の真ん中よりやや上に親指がくるように手をあて10秒押します。

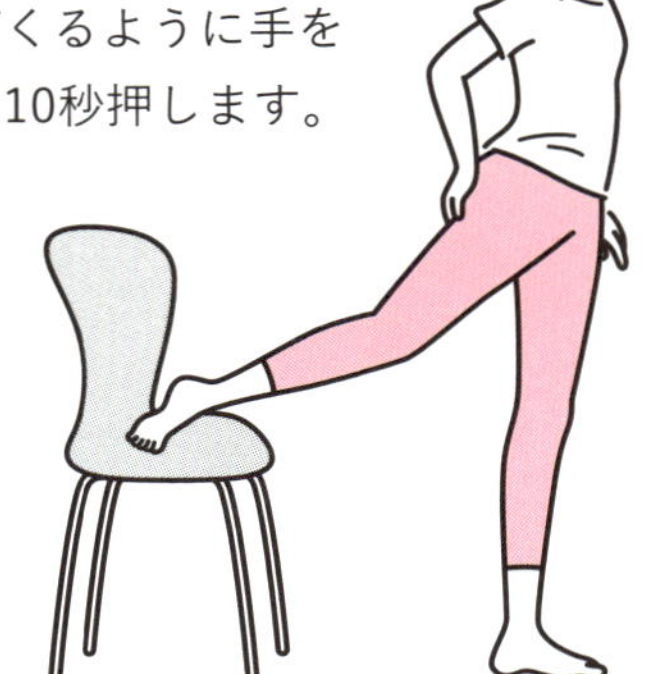

体操 10

腸腰筋ストレッチ

股関節の前側の筋肉を活性化

腸腰筋は股関節の前面を深いところで支えるインナーマッスルです。腸腰筋の柔軟性を取り戻すのがこの運動です。運動のポイントは、後ろに伸ばす脚の付け根あたりが、ぐーっと伸ばされるように体を前に押し出すことです。

腸腰筋がほぐされ動きがよくなると、股関節の動きがスムーズになります。

腸腰筋は上半身と下半身をつなぐ筋肉です。腸腰筋の上は腰椎につながっており、腸腰筋の柔軟性が回復すれば腰椎（腰）の機能も戻ってきます。さらに、骨盤の仙腸関節へ適度な刺激が与えられるのでその働きもよくなり、結果として股関節への負担も軽減されます。

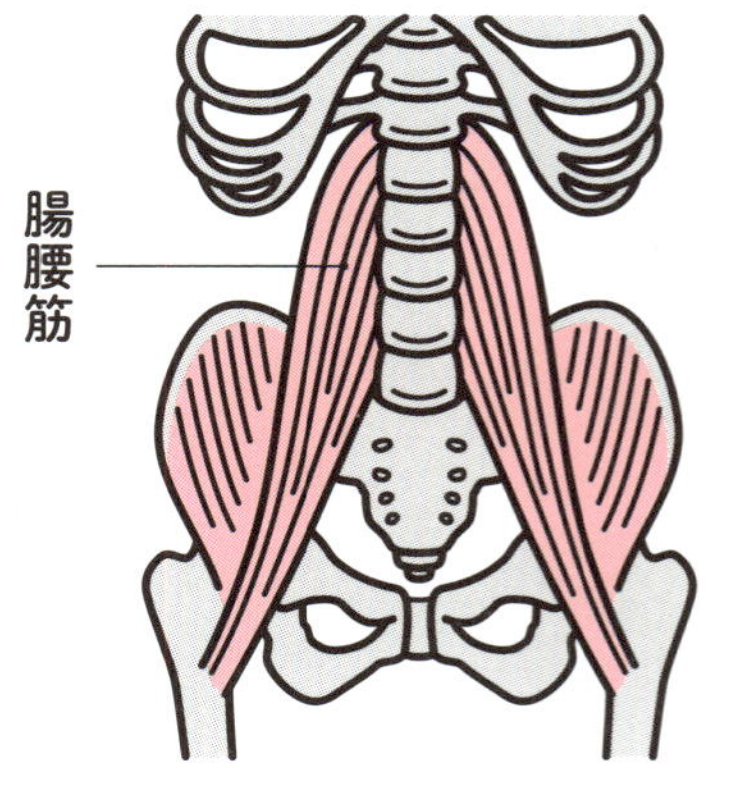

腸腰筋は、腰椎に付着し、股関節の前面を通り大腿骨につながっています。

1 右ひざを曲げて足先を前に向け、左ひざをついて左足の甲を床につけます。顔は前に向け、背すじを伸ばしましょう。

回数の目安

5回
1日1回

2 上半身は前に倒さないように、前のひざを前方に押し出し、左脚の付け根部分を伸ばし20秒キープ。反対の脚も同様に行います。

体操 11

前腿の柔軟性を取り戻して

太腿ストレッチ

左ページのように両手をついて行うのがものたりない場合、両肘を床について行うと強くストレッチされます。さらに余裕があれば上体を倒して伸ばしましょう。

太腿の前側の筋肉が大腿四頭筋で、股関節を曲げるときに使われる筋肉です。

このストレッチで大腿四頭筋をほぐして働きをよくすれば、股関節の前側がしっかり伸びて、違和感や不調、痛みの軽減にもつながります。

大腿四頭筋が硬いと股関節が伸ばしづらくなり、姿勢が悪くなり、腰まわりにも負担がかかります。

大腿四頭筋は大きな筋肉なのでしっかり伸ばします。

大腿四頭筋

大腿四頭筋は、股関節とひざの関節をつなぐようにつく太腿の筋肉。

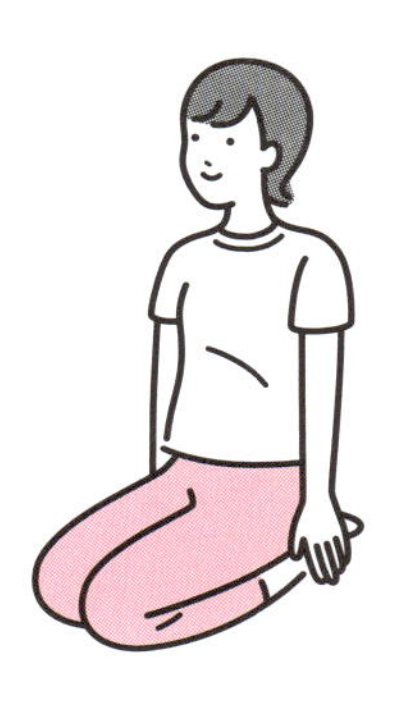

1 正座になり、背すじを伸ばします。

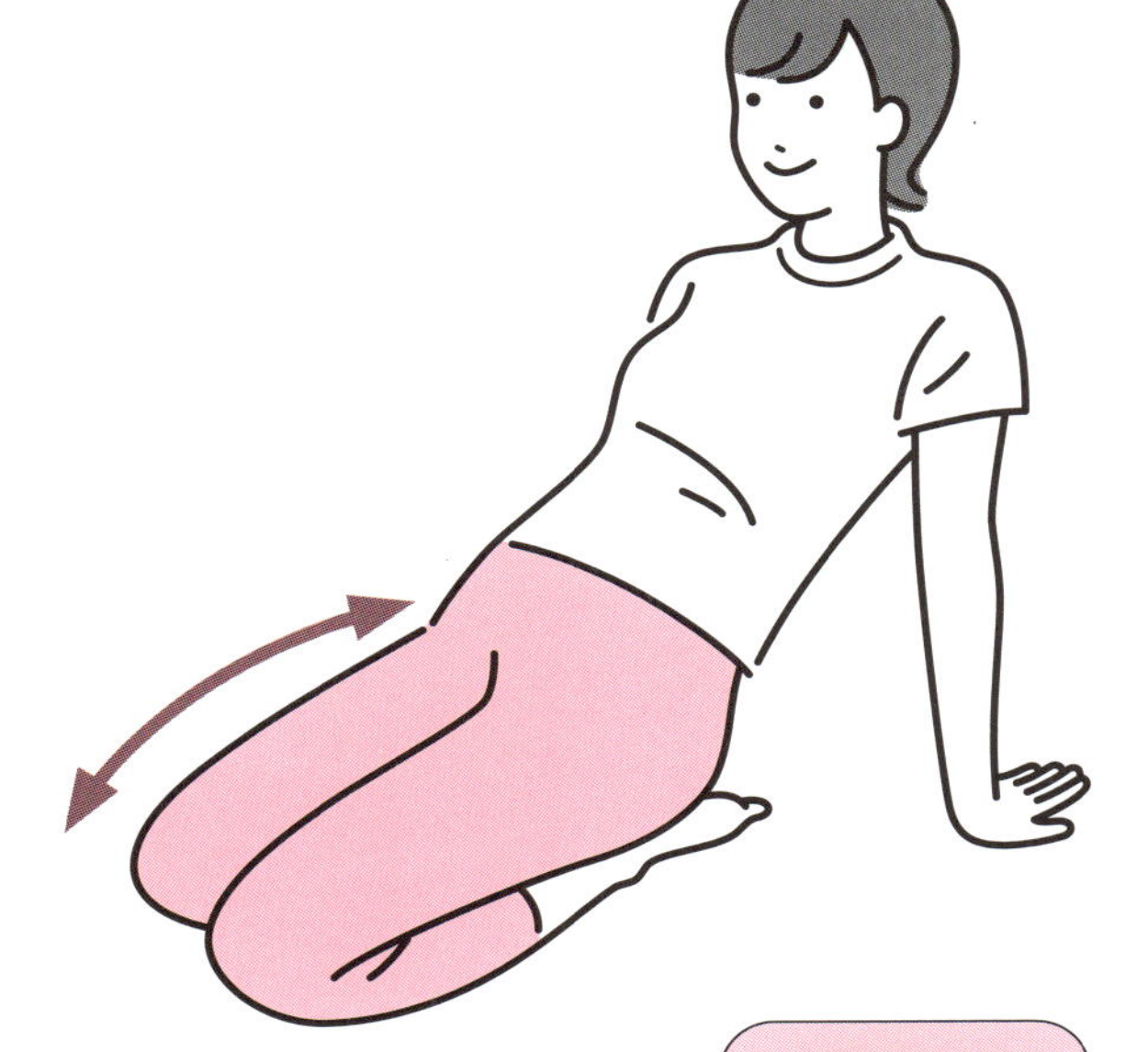

2

上体を後ろに傾け両手を床につき、ひざは床につけたまま、前腿を30秒伸ばします。

回数の目安

1日3回

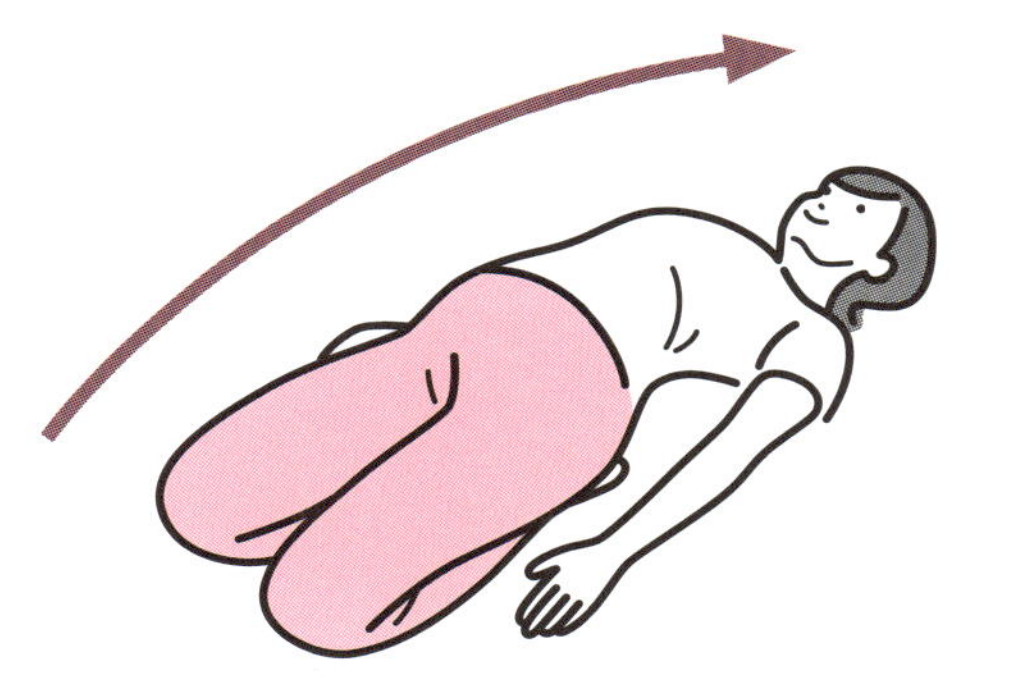

余裕があれば…

体がやわらかい人向け。正座になり上体を後ろに倒して肩を床につけ、前腿を伸ばします。無理はしないように。

体操 12

お尻のインナーマッスルを刺激

小臀筋ストレッチ

小臀筋は中臀筋の奥にあるお尻のインナーマッスルです。股関節の動きを支える筋肉のひとつですが、アプローチしづらいので硬くなりがち。小臀筋の柔軟性を取り戻すのがこの運動です。股関節の前部が痛い方に有効です。

小臀筋は股関節の外側についています。お尻の横には、太腿の出っ張った骨を触ることができます。この骨の少し上に小さなくぼみがありませんか。ここにあるのが小臀筋。小さい筋肉ですが、運動する際はここを意識しながら行いましょう。ストレッチで小臀筋の血行不良が改善されると股関節の動きもよくなります。

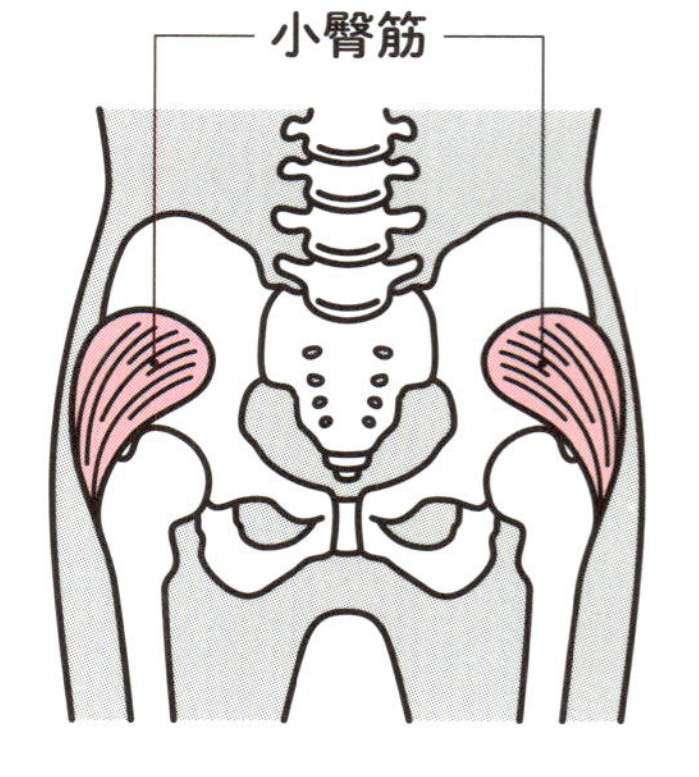

小臀筋は股関節のさまざまな動きに関わり、疲れやすい筋肉です。

1 左ひざを立て足先を前に向け、右ひざをついて右足の甲を床につけます。

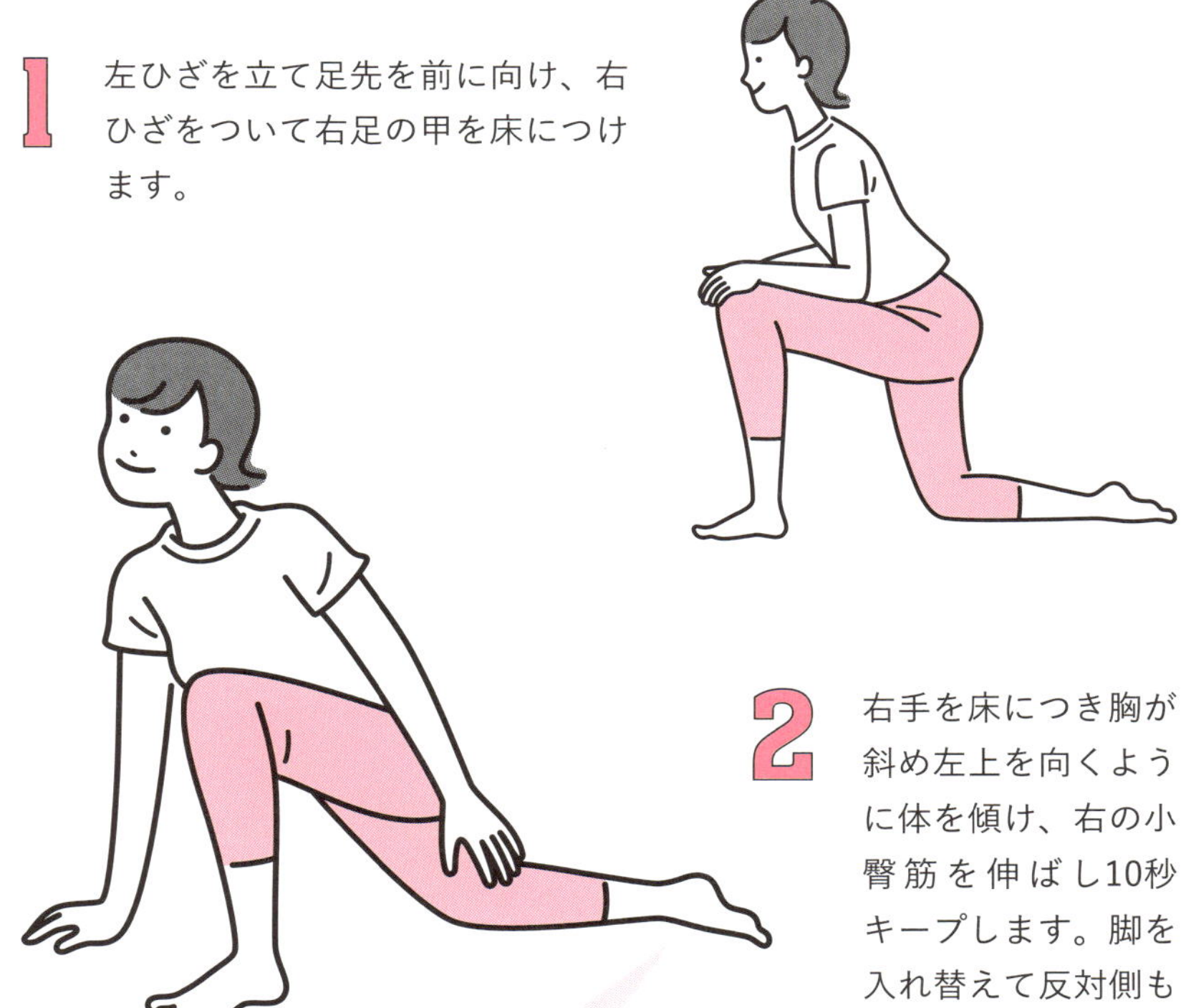

2 右手を床につき胸が斜め左上を向くように体を傾け、右の小臀筋を伸ばし10秒キープします。脚を入れ替えて反対側も同様に行います。

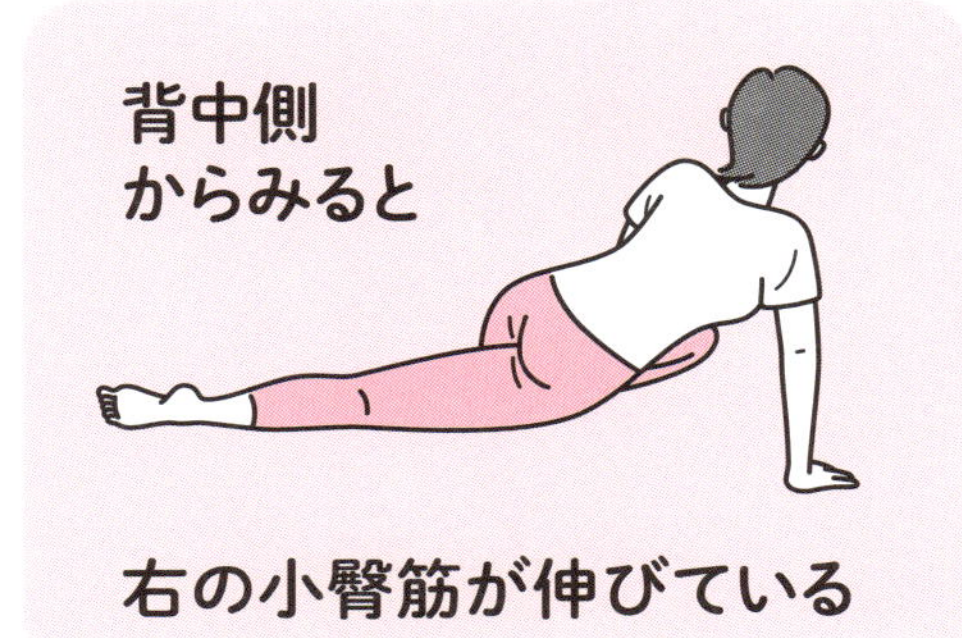

背中側からみると

右の小臀筋が伸びている

回数の目安

3回
1日2～3回

体操 13

股関節への負担を軽減する

仙腸関節プッシュ

仙腸関節とは骨盤にある関節で股関節と密接な関係があります。

人間の体は、ひとつの関節の動きが悪くなると、それをカバーしようとして連係している他の関節や筋肉に負担がかかります。股関節と仙腸関節もまさにそのような関係にあり、仙腸関節の動きが悪くなると骨盤にゆがみが生じ、その影響が股関節にまで及びます。

この運動は、仙腸関節を正常に動かすためのもので、テニスボールを使った簡易の関節包内矯正のひとつです。これまで紹介した股関節の体操と一緒に行うと効果的です。

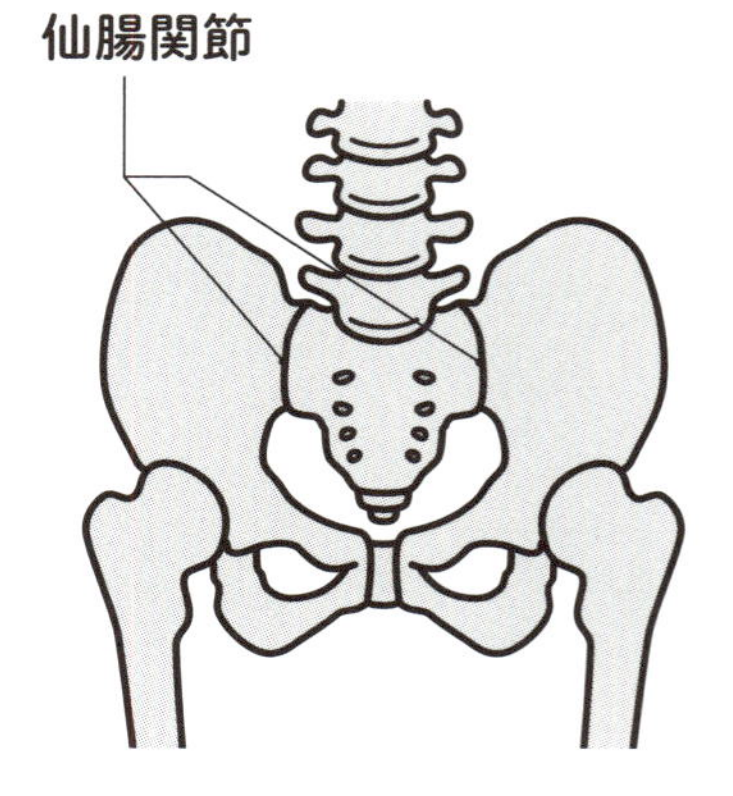

骨盤の中央にある骨（仙骨）と左右の骨（腸骨）のつなぎめが仙腸関節。

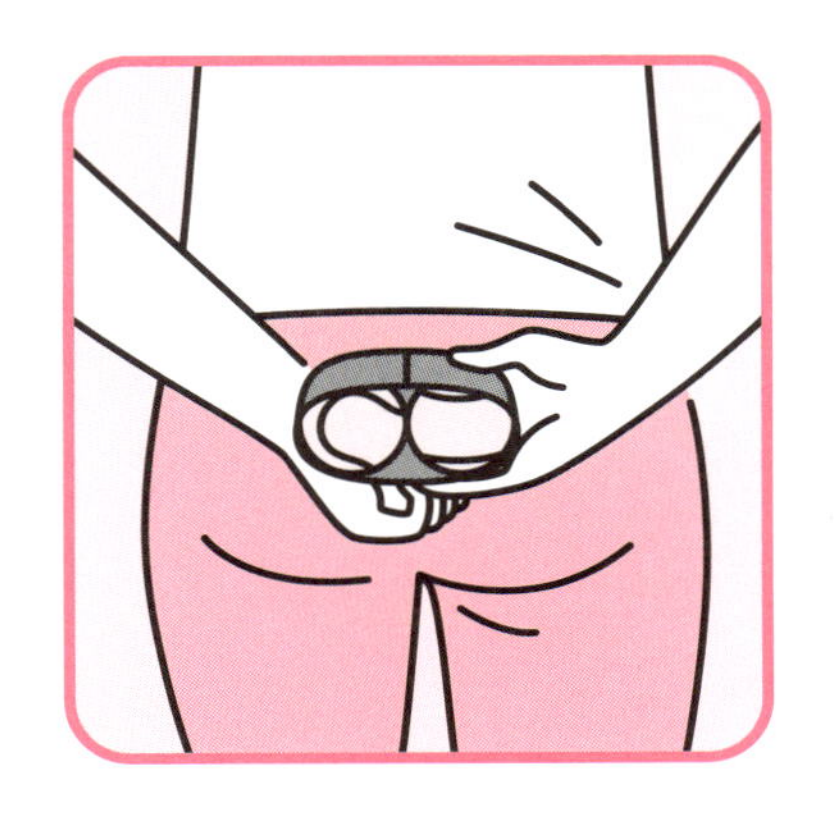

回数の目安
1～3分キープ
1日3回まで

1

2個の硬式テニスボールを、テープで巻いて固定します。尾てい骨に握りこぶしをあて、その上にボールの中央がくるようにセットします。

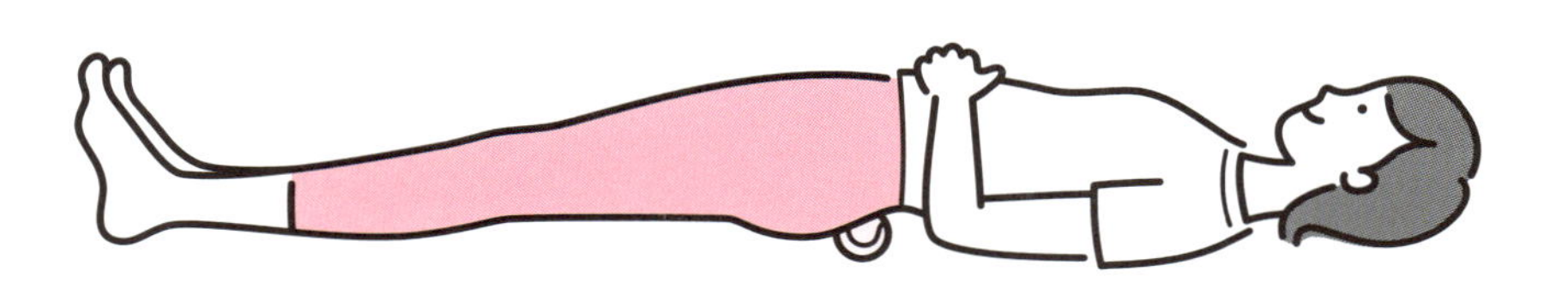

2

テニスボールの位置がずれないように、両脚を伸ばして床に仰向けになります。やや痛みを感じるのは仙腸関節に効いている証拠です。

痛みを強く感じるときは…

ボールの刺激が強く痛みを感じたら、両ひざを曲げて行います。腰を少し浮かせてボールからの刺激を調節します。

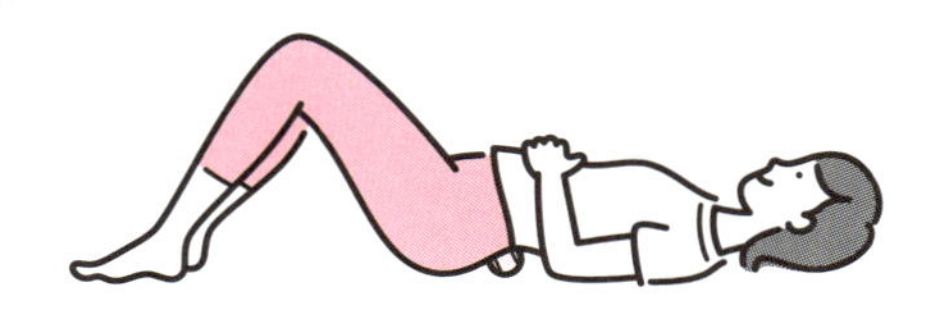

体を開く&反る運動もおすすめ

朝起きて食事、通勤・通学のため移動、仕事や勉強をして帰宅。そして入浴、睡眠——日常生活では、体は限られた動きをしています。これは、関節も同じ動きしかしていないということです。あるいは、体がラクに感じる得意な動きしかしなくなるのです。こうなると、関節は固まってきます。

今はスマホ、タブレット、パソコンを使うのが当たり前の時代。画面を見続ける姿勢をとることで、顔は首から前に出る、猫背になる、肩が前側にくるなど、背中が丸まって胸を閉じる姿勢になりがち。手ではスマホを持ったり、マウスを握ったりと手のひらを開くという動きも少なくなりますよね。

私はクリニックに来る患者さんに、日常では〝閉じる動き〟しかしないので、**体を開いたり、反らしたり、ねじったりする運動をこまめに取り入れてください**とお伝えします。

ラジオ体操はこうした動きがすべて入っているので、毎朝行うといいですね。関節を全方向に動かすので股関節以外の関節も健やかに保つことにもつながります。

Part 3

股関節の痛みが消えた！体験記

左の股関節が痛み、近所の
スーパーへの歩行も困難に……
3回の施術とセルフケアを実践。
続いていたつらい痛みがとれて
買い物もラクに行けるように！

前田玲子さん（仮名・58歳）の場合

若い頃に激しいスポーツをしていたり、股関節をケガしたことはなかったのですが、50歳を過ぎた頃から股関節に不具合を感じるように。ある日、左脚の付け根（お尻の下あたり）が痛み出し、そのうちに長く歩いた後に強い痛みに襲われるようになりました。整形外科を受診したところ変形性股関節症と診断。半年に一度、変形具合をチェックする経過観察となりましたが、手術が必要になる可能性もあると言われ……。そのうち近所のスーパーに歩いて行くのもつらくなり、そんなときに知ったのが酒井先生です。

左脚が右脚より若干短くなっており、歩行に支障が出ているとのことでした。直立姿勢をとると腰の部分がくの字に曲がっていたのでおかしいなとは思っていました。クリニックでは股関節と仙腸関節の関節包内矯正を3回ほどやっていただきました。すると、今まであったいやな痛みがなくなったのでびっくり！　歩くのが非常にラクになりました。その後も定期的に施術に通い、自宅ではセルフケアを実践しています。

私の場合、変形が進んでいるようなので最終的に手術はしないといけないかもしれませんが、とにかく痛みが消えたことが一番。家事もラクになりましたし、外出するのも億劫でなくなりました。生活にハリが出てきた感じ。セルフケアをすると股関節の調子がいいので毎日続けています！

重だるさから、階段の上り下りで
痛みを感じるように。
股関節回しなどの簡単ケアを
こまめに実践していたら
痛みが気にならなくなりました。

田中良子さん（仮名・60歳）の場合

学生時代はバレーボール部でした。少し離れていた時期はありましたが、30歳過ぎからまたバレーボールを開始。練習には楽しく参加していましたが、55歳を過ぎた頃から、運動した後に股関節のだるさを覚えるようになりました。休むとそれは消えるので気にしないで過ごしていたのですが、そのうち、運動後、だるさが長く残るようになりました。そして、階段を上り下りするときに時々強い痛みを感じるようになったのです。痛みがなくなった後も股関節が重だるく、しっくりきません。そんなときに知ったのが、酒井先生の股関節のセルフケアです。

毎日の隙間時間を利用したかったので、簡単にできる股関節回しやマッサージなどをちょこちょこ行うようにしました。すると、だるさや、違和感を覚えたりすることが少なくなりました。また、お尻の筋肉が硬くなるのもよくないということを先生からお聞きし、お尻のストレッチも取り入れました。

結果、痛みがひどくなることなく現在にいたっています。お尻のストレッチは気持ちがいいので、運動後にやるようにしています。変形性股関節症のリスクは年齢とともに高くなるとは思うのですが、まだまだ運動を続けたい！　予防の意味でも股関節のセルフケアはボディケアのひとつとして継続していくつもりです。

立ちっぱなしで股関節痛が悪化。
セルフケアに加え、
減量、姿勢、冷え防止など
生活習慣を見直して痛みは軽減。
手術せずにすみました。

楢川里香さん（仮名・45歳）の場合

販売の仕事なので、店では長時間立ちっぱなし、重い物の持ち運びなど、体力的にはかなりきつい仕事を続けてきました。股関節への負担も大きかったのだと思いますが、股関節が徐々に痛くなってきて症状が悪化。病院を受診したら変形性股関節症と診断されて、保存療法か手術か迷っていました。姉も同じように股関節痛に悩まされ、手術をしたものの症状はあまり改善されませんでした。ですから、手術はしたくないなあと……そう思っていたとき、酒井先生のクリニックを知ったのです。

その頃の股関節の状態はかんばしくなく、痛みが強いときは立っていられないほど。歩くのがつらくタクシーを使うようになり、さらに歩く時間が減っていました。先生からは、歩かない、動かないことは股関節にはよくないことだと教えていただきました。定期的に施術に通いながら、股関節と仙腸関節のセルフケアを実践。最初は少し痛みを感じていたものの、ケア後に股関節の引っ掛かりが軽くなったと感じるようになりました。

少し太り気味だったので、先生には減量もすすめられました。また、姿勢に気をつけることや、正しい歩き方をすること、股関節痛の軽減のためには体を冷やさないようにすることも大切だと知りました。こうして生活習慣を見直していきながら、股関節の痛みと上手に付き合っていく方法を知ったのです。手術という選択肢はなくなりました！

正座をしたり、あぐらをかく際に
股関節痛に襲われるように。
股関節の運動と
お尻のストレッチで
痛みのない生活になりました。

三峰かおりさん（仮名・35歳）の場合

最初に左の股関節に違和感を覚えたのは、正座をしたときです。しだいにあぐらをかいたときにも痛みを感じるようになり、何か変だなと思い病院を受診することに。レントゲン検査でわかったのが、股関節の隙間が狭いということでした。治療は必要ないといわれ、経過観察をすることに。1年ごとに定期検査はしていたのですが、歩きはじめに脚の付け根が痛かったり、お尻の痛みも出てきたので不安はつのるばかりでした。

酒井先生のクリニックを知ったのはちょうどその頃です。

先生から聞いたのは、股関節の隙間が狭くなると可動域が制限されるということでした。無理に動かそうとすれば股関節の大きな負担になるので、それをカバーするために、中臀筋に力が入りっぱなしになり、お尻の痛みが出ていたようです。先生に股関節の関節包内矯正をしていただいたのですが、週1回3週間ほど通ったら痛みが軽減しました。

硬くなった中臀筋をほぐすストレッチも教えていただいたので、お風呂上がりにそれも毎日実践することに。さらに、痛いからといって動かさないのは、股関節によくないことも知ったので、痛みの出ている左脚にもしっかり体重をかけて歩くようにもしました。

こうしたセルフケアを3か月ほど続けた結果、痛みは随分と軽減され、正座もあぐらもできるようになりました。

変形性股関節症で
体のバランスが悪くなり腰痛に。
簡易の関節包内矯正を続けたら
股関節も腰も
痛みなく動かせるように！

権田健三さん（仮名・65歳）の場合

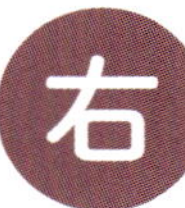

の股関節の不具合を感じたのは、ちょうど60歳を過ぎた頃です。そのうち歩きはじめに痛みを感じるようになりました。病院に行くと、右の股関節に変形性股関節症があることがわかったのです。メタボ体型だったので、主治医からは股関節への負担を減らすために減量するようにいわれました。そして、手術をすすめられました。でも、手術はしたくなかったので、股関節の痛みをとる方法をいろいろ探しました。

そこで酒井先生の施術法を知ったのです。

クリニックへ行きこれまでの経緯をお話ししました。そして、股関節と仙腸関節の施術をしていただくことになったのです。また、腰痛があることも先生に伝えると、右の股関節の動きが悪くなると体の重心がとりにくくなり、右に偏った重心が腰に悪影響を与えていたこともわかりました。さらに下半身が疲れやすいと伝えると、右の股関節を安定させようとお尻や太腿に無意識に力が入っていることが原因とわかりました。

そして、かちかちになったこれらの筋肉をゆるめる施術もしていただきました。3回ほどクリニックに通ったら、腰も股関節も痛みが軽くなりましたね。

家で実践したのは股関節の関節包内矯正と仙腸関節マッサージです。教えていただいた小臀筋ストレッチと太腿ストレッチ、股関節の痛みがなくなった今でも続けています。

足を地面につく度に
股関節に痛みが走り
歩くことが怖くなり……
杖は必須でした。
でもセルフケアを続ける
ことで痛みが軽減。
歩く意欲がわき
歩行練習の結果
杖を使わずに
歩けるように！

横溝 誠さん（仮名・77歳）
の場合

掃除や片付けなどで
しゃがんだ際、
両脚の付け根の痛みで
立ち上がれなくなり……
仙腸関節と股関節の
セルフケアを実践。
痛みがとれて動くのも
ラクになりました。
腰痛だけでなく冷えも
なくなりびっくり！

佐藤公子さん（仮名・70歳）
の場合

Part 4

股関節に やさしい 日常動作と生活

日常動作や生活習慣で股関節を守る

股関節を守るためには、生活動作や生活習慣も大きく影響します。パート2で紹介した股関節のセルフケア体操の効果を上げるためにも、日常の動作や習慣を見直していただきたいですね。簡単にまとめると、左記のような生活を目指してほしいのです。

●股関節に負担をかけない生活

・姿勢をよくする
・太りすぎにならないように体重を管理

●股関節をよく動かす生活

・歩くこと
・体は左右バランスよく使う

便利な現代の生活では、体を動かさなくてもスマホを操作すれば多くのことができます。

ただ、こうした便利な生活は、こと体の健康を考えるとき手放しで喜ぶことはできません。**健やかな体やなめらかな関節を維持するためには、やはり歩く、動くことが必要だからです。**

また、ネット社会では椅子に座っての生活が長時間続きます。床に直接座る和式生活よりも、座ったり立ったりするときの股関節の負担が少ない椅子中心の洋式生活のほうがいいのですが、椅子に座りっぱなしの生活は逆に股関節やその周囲の筋肉にとってはマイナスです。

なぜこの生活習慣がいいのか、なぜこの姿勢が大切なのか、次ページから解説するポイントをよくお読みいただき、その本質を理解して実践していただきたいと思います。

股関節を守るには、生活動作を見直して関節への負担を減らすことや、関節によい生活に変えそれを維持すること、これを生涯にわたり実践していくしかありません。体にあるすべての関節は相互に関連し合っていることを考えれば、**股関節を守る生活は、腰やひざを守る生活にも直結します。**

このパートで取り上げる実践すべき生活動作や生活習慣は、最初は面倒に感じるかもしれません。しかし慣れれば難なくこなせるものばかり。将来的に関節トラブルを抱えなくてすむように、日常生活を改めましょう。

股関節を使った歩き方をする

歩くことは股関節の基本的な運動です。動かさないでいるとすぐに動かなくなる股関節だからこそ、毎日の歩行でしっかり動かしたい！

歩幅が狭いちょこちょこ歩きでは股関節はほとんど使われません。このフォームでいくら歩いても股関節には効果なし！

下の項目を参考に、全身を使い、股関節が動いているな！　と意識してみましょう。胸を張った歩き方になります。

1日5分からでいいのでこの歩き方にチャレンジ！

全身を使って歩いてみよう

- あごを引き、目線を上げる
- 両肩を開き、大きく腕を振る
- お腹の下に力を入れて腰を反らせる
- 股関節とひざの関節を伸ばして地面を蹴る
- 7割の体重を体の後ろにかけるイメージで歩く

姿勢に気をつける

姿勢が悪いと股関節まわりの筋肉が固まり血流は悪化。股関節の痛みを増幅させることになります。立つときは、正しい姿勢を意識したいですね。

正しい姿勢の作り方は簡単。壁などを背にしてリラックス。後頭部、肩甲骨、お尻、かかとが壁に触れた状態です。毎朝これを実践して、正しい姿勢の確認をして1日をはじめるのがいいでしょう。

一方、陥りやすい悪い姿勢は、

- 背中から腰が丸くなり、前かがみになる猫背
- 上体の重心が後ろに倒れ下腹がでっぱる
- 重心が後ろにかかり、お腹が突き出ることで腰が反りすぎる
- 重心が左右どちらかに傾いているので、肩の高さが違う
- 体が前後にねじれ片方の肩が前に出る

実は、こうした悪い姿勢をとっていることにはなかなか自分では気づきません。家族やパートナーに「姿勢が悪いときは注意して」と伝えておくと、自分だけでなく周囲の人と一緒によい姿勢づくりに取り組めそうですね。

座り方にも気を配って

日本人は世界的にみても座っている時間が長いそうです。日常生活でも、仕事などで座る時間が長い人ほど座る姿勢には気をつけたいものです。

正しい座り方のポイントは以下の通りです。姿勢以外に気をつけたいのが椅子です。ふかふかのソファーは、股関節が圧迫されるので長時間の使用は避けたいもの。できればかための椅子がおすすめです。

長時間同じ姿勢をとるのは血流の悪化にもつながります。時々立ち上がって体を伸ばすなどしましょう。

正しい座り方

- 椅子に深く座り、頭、首、腰を1本の棒のように伸ばす
- 太腿と腰の角度は90度にして、背もたれに寄りかからない
- ひざの角度は90度にする
- 骨盤を立たせる

体を左右バランスよく使う

同じ動作や同じ姿勢を繰り返すことは、いつも体の同じところに負担がかかっているということです。下の例は、左右どちらかの関節や筋肉だけに大きく体重がかかる姿勢です。動作や姿勢のクセとして片付けてしまいがちですが、気づいたら直しましょう。左右バランスよく体を使うことは、あらゆる関節を守ることでもあるのです。

直接股関節には関係ないように見える動作でも、体の関節は連係して動いているもの。どこかの関節が悪くなれば、ゆくゆくは股関節へも悪影響を及ぼします。

こんな姿勢はバランスを崩す

- 寝そべってテレビを見る
- ほおづえを突く
- 脚を組む
- いつも同じ側の肩にバッグをかける
- 同じ側の脚に体重をかけて立つ

体幹を使った動作を心がける

何気ない動作が股関節に大きな負担をかけていることがあります。次の動作をとるときは特に気をつけてください。

●急に動く

急に立ち上がったり、急に立ち止まったり……バスや電車で急停車したときにぐっと脚に力をかけてふんばりますよね。これがまさに急激な動作です。公共交通機関を利用する方は、立っているときには手すりやつり革につかまって備えることも必要かもしれません。

●立ちっぱなし

家庭でも職場でも、長時間立ったままの姿勢でいることはよくありません。スツールなどに座って作業できるならそうしてください。

●重い荷物を持ち上げる

よくあるのは床にある荷物をひざを曲げず、腕の力だけで持ち上げようとすること。ひざを曲げてしゃがみ、荷物を体の正面近くまで引き寄せてから持ち上げましょう。体全体で持ち上げることで股関節への負荷が減ります。

下半身を冷やさない

股関節に痛みがあるときは、体を温めると痛みは軽減されます。しかし股関節は体の深いところにあるので、なかなか効果が表れにくいようです。

どのように温めればいいのでしょうか。日々できる温活が入浴。湯船に肩までつかる全身浴で、ぬるめの温度で10分ほどつかりましょう。また、市販の温湿布で痛みのある部位を温めてもいいですね。

痛みがないときは、携帯カイロで温めるのも効果的。夏、エアコンがきいた部屋で過ごすときの冷え対策としてください。

温める効果はコレ

- 筋肉や靭帯などの組織をゆるめる
- 股関節が固まるのを防ぎ、動きやすくする
- 血行が促進される
- 痛みやこわばりがとれる

生活に〝洋式〟を取り入れる

変形性股関節症では、痛みと上手に付き合っていくことが求められます。痛みをひどくしないためには、生活スタイルを和式から洋式に変えてみましょう。

洋式というのは椅子やベッドのある生活です。和式の生活に多いのは、床に座る、布団の上げ下ろし、トイレでしゃがむなどの動作です。立つときや座るときの高低さが大きいほど脚の曲げ伸ばしに負担がかかります。つまり大きな力が股関節にかかるので、それだけ股関節を傷めるリスクが高くなるというわけです。

こうすると股関節への負担が軽減

- 寝具は布団ではなくベッドに
- 階段、浴室、トイレには手すりをつける
- 椅子とテーブルの生活スタイルに
- やわらかすぎるソファーは替える
- トイレは洋式に

無理なくできる運動を続ける

体を動かさないでいると、股関節の機能はどんどん低下していきます。ですから、定期的に体を動かす運動の実践は、股関節の機能を維持するためにも必要です。

一番いい運動がウォーキングや水泳です。水泳は浮力の関係で、体重の負荷を関節にかけずに運動できます（股関節に不具合がある場合、平泳ぎは避けてください）。どちらも有酸素運動で血流が改善する効果があります。

股関節は動くときに、体の中で最も体重がかかる関節です。バレーボールやバスケットボール、ダンスなど、縦に跳びはねる運動は股関節にはよくありません。また、テニスやゴルフなど偏った体の動かし方をするスポーツも同様です。ちなみに、スポーツの中で股関節のケガが多いのがサッカーです。相手と激しくぶつかったり、急な方向転換など、股関節には負荷と衝撃がかかり続けるからです。

スポーツをするときは、姿勢や歩き方など普段の生活から気をつける、股関節のセルフケアを実践するなど、股関節をいたわる生活をしてください。

体重をしっかりコントロール

動かないで立っているだけでも、股関節には体重分の負荷がかかっています。歩けば体重の3～4倍の負荷が、走ればもっとその負荷が大きくなります。

ですから、太ったままではいくら股関節のためにいいことをしても、その効果を十分に得ることはできません。

そこで大切なのが、体重管理です。適正体重（下記参照）の維持に努めましょう。

体重が軽ければその分、股関節への負担が減る！　体重管理は、股関節の治療にもなると心してください。

標準体重の計算方法

標準体重 ＝ 身長（m）× 身長（m）× 22

たとえば、身長が160㎝の場合、標準体重は、1.6m ×1.6m ×22＝56.32kgです。この体重に近づくように体重管理を！

バランスよく栄養を取り入れる

体重管理の重要性は右ページで述べた通りですが、それと切り離せないのが食事の量や質です。つい食べ過ぎてしまう……そんな人は自分の食べた物を記録しておくと、客観的に振り返ることができ、食べる量のコントロールにも役立ちます。

量を減らすのが難しいのなら何を食べるかを考えましょう。自分の食事を見直して、不足している栄養素をとります。股関節を守るという意味でも、下記のような栄養素や成分は、積極的に食事に取り入れていきたいですね。

知っておきたい栄養素や成分

●骨に必要な栄養素

たんぱく質（肉、魚、大豆製品）
カルシウム（海藻、小魚など）
ビタミンD（きのこ類）

●関節をサポートする成分

コラーゲン、コンドロイチン、グルコサミン

●血行をよくする成分

ＥＰＡやＤＨＡ
（いわし、さば、さんま、あじなどの青魚）

体を締めつけない洋服を着る

股関節に悪い服装というのはないのですが、矯正効果のある下着やパツパツのジーンズなど体を締めつけるタイプの洋服は、血行が悪くなる傾向があります。痛みがあるときは避けたほうが無難です。

体にある関節はすべて連係し合っているというお話はしてきました。ですから足の状態は股関節に影響します。安定感のない靴は股関節に負担をかけます。

たとえば、ハイヒール、サンダル、ミュール、靴底がカーブしているスニーカーなど。こうした靴は足元を安定させるため、足の筋肉に力が入ります。足の筋肉が硬くなると股関節の動きが悪くなります。

特に、ハイヒールを履いて歩く場合、自分の足にぴったりフィットするもの以外は、かかとでの着地が安定せず、つま先に体重をのせて着地することになります。

これでは上半身が前に倒れ、お尻を後ろに残した「くの字」の姿勢に。股関節がロックされて動かない状態になってしまうのです。

靴は靴底がフラットで安定した、クッション性の高いものがいいでしょう。

Part 5

治療法からケアまで 股関節Q&A

治療法について

Q 股関節痛で受診した整形外科ではどんな検査をするの？

A. 問診、視診、触診、検査を行うのが一般的です。問診では、症状や痛みの程度、病歴などを聞きます。視診や触診で、股関節の可動域や歩き方、姿勢、体の傾きなどをチェックした後、レントゲン検査を行います。変形性股関節症の診断にはレントゲン検査、必要であればＭＲＩでの画像検査が不可欠です。画像検査では、関節の状態、関節の隙間、変形の進行具合などをみて、総合的に診断します。

Q 整形外科でしばらく様子を見ましょう、と言われましたが……

A. いわゆる経過観察です。鎮痛剤が処方されたり、ヒアルロン酸注射などを行うケースもありますが、どれも対症療法。一般的には定期的に通院してレントゲン検査で股関節の状態を確認します。その間に少しずつ関節の症状は進行します。その結果、手術を検討しましょうとなることが多いようです。整形外科でのオーソドックスな治療は、経過観察もしくは手術。これに悩んでしまう患者さんは少なくないようです。

Q 手術になった場合、どのような方法があるのですか？

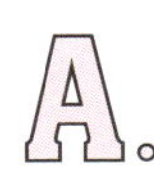

変形性股関節症の代表的な手術が「人工関節手術」と「骨切り術」です。現在は人工関節手術がメインとなっています。

●人工関節手術

変形が進んだ股関節を取り除き、セラミックや金属でできた人工関節に置き換える手術。入院やリハビリに1～3週間程度。人工関節には寿命があり、15～20年で取り替える必要があるとされていますが、耐用年数の改善は進んでいます。人工関節の質が向上して、術後の痛みや可動域の改善が期待できますが、患者さんの骨の状態によっては複数回の手術が必要になることもあります。また、人工物が埋め込まれるので、術後に股関節や大腿部の冷えに悩まされる方もいるようです。

●骨切り術

骨盤や大腿骨の一部を切って人工的に形を整え、再び骨をくっつけて股関節の機能を回復する手術。くっつけた骨がもとに戻るまで時間を要し、入院やリハビリで3～6か月ほど。自分の関節を温存するので痛みが再発することもあります。

Q 股関節の治療でもヒアルロン酸は使われるの？

A.

ヒアルロン酸は皮膚、目、関節液など人間の体内にもある潤い成分で、医薬品や化粧品に使われています。軟骨に対する作用、痛みや炎症を抑える働きがあります。変形性膝関節症の治療では、ヒアルロン酸注射は積極的に行われてきました。股関節への注射は保険適用外だったのですが、２０２１年６月より保険適用されるようになりました。

Q コラーゲンなどのサプリは有効なんですか？

A.

コラーゲン、グルコサミン、コンドロイチン……股関節をはじめ、関節トラブルを抱えている方の中にはこうしたサプリをとっている方は少なくありません。どれを摂取しても、関節の痛みを根本的に解消する効果は期待できません。これで治る、あるいはこれさえ飲めば安心と考えるのはやめましょう。変形性股関節症の改善には、適切なセルフケアや治療が基本と考えてください。

Q 変形性股関節症はどれくらいかけて進行するの？

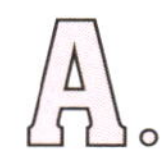

股関節の骨と骨の隙間は5ミリほど空いているのが正常です。軟骨がすり減るなどして1ミリ狭くなるのにかかる時間が約10年。ですから、股関節の状態が急激に悪化するということはありません。とはいえ、一定期間痛みがあったのに、ある時期になったら痛みがなくなることもあります。また、レントゲンの画像結果で関節の変形があるからといって痛みが出るとは限りませんし、画像では大きな異常はないのに痛みが強く出るなど、人によって痛みの出るパターンはさまざまです。

さらに、股関節のすり減り具合によっては、うまく隙間ができることで骨がぶつからなくなり痛みが出なくなることもあります。逆に、比較的短い時間で痛みを生じることも。変形性股関節症の進行には個人差があり、よくなったり悪くなったりしながら進行する慢性的な関節痛なので、日々のセルフケアが重要になります。

本書でも解説しているように変形性股関節症は女性のほうがリスクが高く、35歳〜45歳にかけて悪化するケースが多いのです。この時期に股関節に違和感や痛みを感じたら、放置せず適切に対処しましょう。

その他のQ&A

Q 妊娠・出産で股関節痛になることはあるの？

A. 出産では骨盤が広がるので、股関節によくないと思われる方もいます。しかし、長年の私の臨床で、出産がきっかけで股関節痛になったという女性はいらっしゃらなかったので心配ないと考えています。ただし、若い頃に変形性股関節症が進行し脚を引きずることになった方がいて、子育てへの不安から出産を諦めざるをえなかったケースはあります。股関節トラブルを甘くみないようにしてください。

Q 骨粗しょう症は変形性股関節症に影響するの？

A. 骨粗しょう症と変形性股関節症は別の病気ですが、女性に多い病気、長い時間をかけて進行するという共通点があります。ですから、中高年以降、この2つの病気を併せ持っている方は少なくありません。骨粗しょう症で関節内の骨がもろくなると、骨の変形は進みやすくなります。また、骨がもろくなると人工関節などの手術が受けられなくなるケースも。骨を丈夫に保つ努力はいくつになっても大切です。

Q 痛みが強いので、杖を使ったほうがいいですか？

A.

杖を使うことで股関節への負担を少なくすることができます。しかしできるだけ杖に頼らず、あくまでも補助具として使うというスタンスをおすすめします。なぜなら、使わない股関節は使えなくなってしまうからです。杖を使う場合は短めのものにし、体から20センチほど離してつきます。痛みがある脚とは逆側に杖をつき、なるべく痛い側の股関節に体重をかけ、両脚で歩く意識をもってください。

Q 寝ているときも股関節に痛みがあるのですが……

A.

変形性股関節症の症状が進むと、寝ているだけでも痛みを感じるようになります。やわらかめの布団に替えて、可能な範囲で仰向けの姿勢で寝るように心がけましょう。仰向けの姿勢は股関節だけでなく、腰にも負担の少ない姿勢です。横向きに寝ると、片方の股関節が圧迫され痛みが出ることがあるので注意して。また、睡眠不足も痛みを助長するので、毎日7時間は眠るようにしたいですね。

酒井慎太郎（さかい しんたろう）

さかいクリニックグループ代表。千葉ロッテマリーンズ元公式メディカルアドバイザー。中央医療学園特別講師。朝日カルチャーセンター講師。池袋コミュニティカレッジ講師。柔道整復師。整形外科や腰痛専門病院などのスタッフとしての経験を生かし、腰・首・肩・ひざの痛みやスポーツ障害の疾患を得意とする。井上尚弥さん、高橋由伸さんらプロスポーツ選手や俳優など多くの著名人の治療も手がけている。理論に基づいたコンディショニング商品を開発するなど、商品開発のアドバイザーも務める。「週刊ポスト」で「健康寿命を100歳まで延ばすゴッドハンド伝授３分体操」連載。YouTube「さかい関節痛おさらば塾」を開設し好評。テレビ番組では「神の手を持つ治療家」として紹介された。院内では毎週月曜日と土曜日に無料ミニセミナーも行っている。著書に『１日１分！ひざトレ　変形性膝関節症は自宅で治せる！』、『ヘバーデン結節 痛みと不安を解消する！』（ともに小社刊）など多数。著書の一部はヨーロッパ全土でも紹介されている。

死ぬまで自分の脚で歩くために
股関節を鍛えなさい

発行日　2024年9月10日　第1刷発行

著　者　酒井慎太郎

発行者　清田名人

発行所　株式会社内外出版社
〒110-8578
東京都台東区東上野2-1-11
電話 03-5830-0368（企画販売局）
電話 03-5830-0237（編集部）
https://www.naigai-p.co.jp/

ブックデザイン& DTP　亀井 英子
編集協力　和田 方子
イラスト　玉田 紀子
校　　正　小川 かつ子

印刷・製本　中央精版印刷株式会社

ISBN978-4-86257-706-1　C0077